Dr Roger ABRY

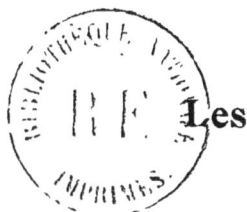

Les Sérums Gélatinés

dans

l'Étiologie du Tétanos

MONTPELLIER

Firmin, Montane & Sicardi

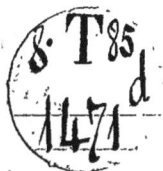

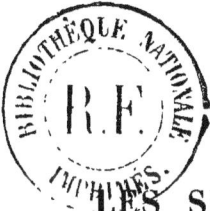

LES SÉRUMS GÉLATINÉS

DANS

L'ÉTIOLOGIE DU TÉTANOS

LES

SÉRUMS GÉLATINÉS

DANS

L'ÉTIOLOGIE DU TÉTANOS

PAR

Roger ABRY

DOCTEUR EN PHARMACIE

PHARMACIEN DE 1re CLASSE

PRÉPARATEUR D'HISTOIRE NATURELLE A L'ÉCOLE SUPÉRIEURE DE PHARMACIE

LAURÉAT DE L'ÉCOLE SUPÉRIEURE DE PHARMACIE

MONTPELLIER

IMPRIMERIE G. FIRMIN, MONTANE et SICARDI

Rue Ferdinand-Fabre et Quai du Verdanson

1910

DU MÊME AUTEUR :

Ampoules de sublimé corrosif pour la préparation immédiate des solutions antiseptiques. — Bulletin du Sud-Est. Février 1909.

Vibrion Septique dans les gélatines commerciales. — En collaboration avec M. Gaucher, C. R. de la Société de Biologie, 10 juillet 1909. T. LXVII, p. 109.

Y a-t-il lieu de défendre les aliments salés après l'ingestion de calomel ? En collaboration avec M. Gaucher, Semaine médicale, 8 septembre 1909.

Etude sur l'élimination de l'iode par les urines dans le traitement des ostéo-arthrites tuberculeuses dans l'enfance, par les injections iodoformées et sur sa valeur pour le pronostic. — En collaboration avec le docteur C. Jourdan. Ann. méd. et chirurgie infantile, janvier 1910.

A LA MÉMOIRE DE MA MÈRE

Témoignage ému de piété filiale.

A MON PÈRE

Je dédie ces quelques recherches à toi mon père qui fus mon premier maître et dont le travail et le dévouement demeureront à jamais le guide de ma vie.

A MES SŒURS

Comme preuve de ma grande affection

R. ABRY.

A TOUS MES MAITRES
DE L'ÉCOLE SUPÉRIEURE DE PHARMACIE
ET DE LA FACULTÉ DE MÉDECINE

R. ABRY.

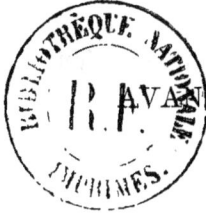

AVANT-PROPOS

Des Grieux, chantant dans « Manon » :
> « *J'ai marqué l'heure du départ,*
> *J'hésitais... chose singulière.* »

ne pouvait mieux exprimer la pensée triste qui s'empare
de moi au moment de dire adieu aux études pharmaceuti-
ques, au moment de quitter un passé composé tout entier
de choses familières et connues.

Je me vois encore, débarquant, un matin pluvieux de
novembre, dans cette ville que ma pensée rattache à tant
de souvenirs ; des bandes joyeuses d'étudiants passaient
déjà, se rendant au cours, et j'entrevoyais dans un avenir
lointain et brumeux la fin des études auxquelles j'allais
me consacrer. Et pourtant, ce but, qui me paraissait inac-
cessible, je viens de l'atteindre sans m'en apercevoir, et
demain déjà tout cela sera du passé. Je veux cependant
me réserver une transition, celle bien douce pour moi de
passer quelques instants avec tous ceux que j'aime, tous
mes nombreux amis, dont les noms me montent en foule
à l'esprit. Si la tradition veut que le préambule d'une
thèse soit un prétexte à de banales paroles de sympathie à l'égard de tous ceux qui vous ont approché, moi
je ne veux y voir que l'occasion qui m'est offerte de grou-
per autour de moi ceux que j'estime et que j'apprécie.

Je me souviendrai toujours du charmant camarade avec lequel je me suis bien vite lié à mon arrivée à Montpellier. Dans cette ville, où je n'avais ni parents, ni amis, il sut me faire accepter la rigueur d'un isolement forcé. Trois ans d'étude passés côte à côte n'ont fait qu'augmenter notre amitié ; des jours gais et des jours tristes, passés sous le même toit, m'ont permis d'apprécier celui dont la modestie s'effarouchera de voir figurer son nom sur cette page, mais que j'aurais mauvaise grâce à taire : j'ai nommé Juillet, chef de travaux à l'Ecole Supérieure de Pharmacie. Grâce à lui je fis la connaissance de M. le professeur Planchon, qui m'admit dans son laboratoire. Là, j'ai pu apprécier les qualités de cet excellent maître, qui me témoigna toujours la plus grande bienveillance, toujours prêt à me prodiguer ses conseils éclairés.

Toute ma sympathie et toute ma reconnaissance vont aussi à M. le professeur Gaucher, qui m'accueillit dans son laboratoire de microbiologie. C'est grâce à lui que je pris goût à l'étude des infiniment petits, c'est lui qui m'orienta dans cette voie et jeta les premières bases du sujet que j'ai entrepris.

Appelé ensuite aux fonctions de préparateur chez M. le professeur Courchet, j'ai été mieux à même d'apprécier la valeur des enseignements de ce distingué maître. Sera-t-il assez payé de ma grande dette de reconnaissance par mes remerciements bien vifs et bien sincères ?

Enfin, loin des miens, privé des plus douces joies qui existent : les joies de la famille, j'ai pu, grâce à mon excellent maître, M. le professeur Jadin, à Mme Jadin, à leurs charmants enfants, goûter un intérieur fait de sympathie et de chaude amitié. Chez lui, j'ai trouvé un écho à mes joies, des consolations à mes peines, des encouragements dans les instants difficiles.

J'ai gardé pour la fin, pour les avoir tout près de moi, mes amis, que je n'ai pas oubliés. Les uns déjà établis, dispersés un peu au gré des circonstances, restent avec moi par le souvenir : je veux parler des docteurs Hédembaïg, V. Ros, Maurice Jourdan ; les autres, mes compagnons d'étude actuels, comptent des noms que je ne puis oublier.

A Valentin Ros, plus connu parmi nous sous le nom de Chico, j'adresse le témoignage d'une grande affection. Trois ans passés aux côtés de cet excellent camarade ont cimenté une grand amitié, que ni le temps, ni l'éloignement ne pourront altérer.

Oublierais-je mon premier maître dans l'art médical ? Je veux parler du docteur Ch. Jourdan, interne des Hôpitaux. Il a conduit mes premiers pas dans la route que je vais poursuivre ; puissent ses conseils porter leurs fruits, ce sera le meilleur gage que je pourrai lui donner d'une amitié qui, pour avoir mis si longtemps à éclore, n'en est que plus vive et plus forte.

Je ne passerai pas non plus sous silence le docteur Py, dont le caractère enjoué n'a pas tardé à me séduire, et Rogusky d'Ostoja, de qui je conserve un bon souvenir.

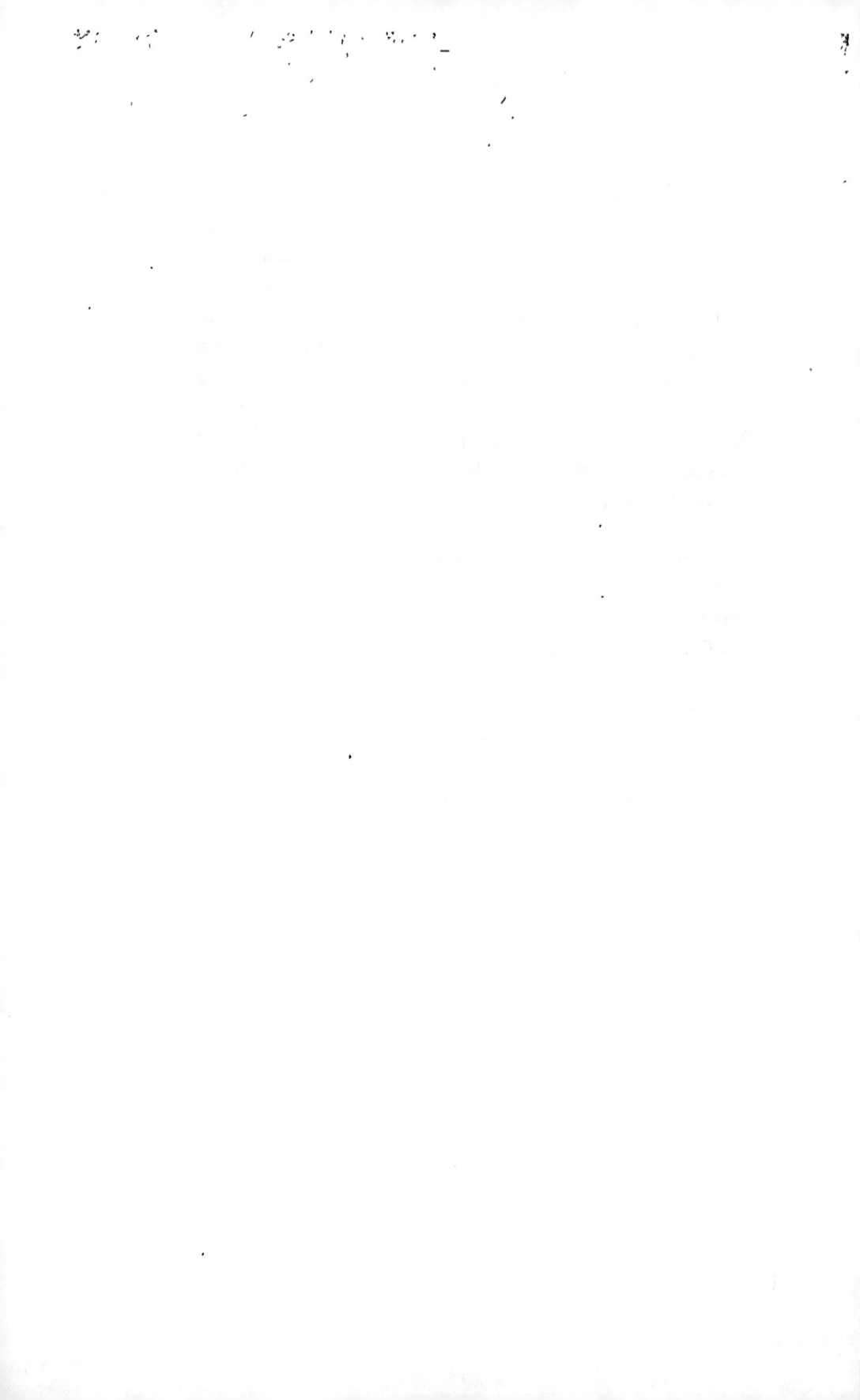

INTRODUCTION

Les sérums gélatinés venaient à peine de prendre pied dans la thérapeutique, que déjà de violentes critiques s'accumulaient autour de ce produit. Des accidents tétani-ques s'étant déclarés à la suite d'injections de sérum géla-tiné, la clinique avait eu tôt fait de penser qu'il fallait voir dans la gélatine la véritable origine du tétanos. DIEU-LAFOY déclarait même à la suite d'un accident mortel sur-venu, après une injection de solution gélatinée, chez une malade atteinte de violentes hémoptysies, qu'il était bien décidé à ne plus jamais employer un médicament si dan-gereux.

Tant en France qu'en Angleterre, en Allemagne et en Italie, de nombreuses expériences avaient été tentées sur les gélatines. Les unes avaient mis en évidence la présence certaine du bacille tétanique, les autres avaient été néga-tives.

C'est sur les conseils de M. le professeur GAUCHER, de-vant le manque de netteté des conclusions formulées, que nous avons voulu reprendre de plus près l'étude bactério-logique des gélatines. De plus, le FORMULAIRE LÉGAL paru en 1908 ayant publié la formule du sérum gélatiné avec les détails de sa stérilisation, la question nous a paru présen-ter un grand intérêt aussi bien au point de vue pharma-ceutique que médical.

Nous avons divisé notre travail en cinq chapitres dont voici le résumé succinct :

CHAPITRE PREMIER. — Enumération des cas de tétanos consécutifs à des injections de sérum gélatiné.

CHAPITRE II. — Exposé et critique des procédés employés pour la recherche du bacille de Nicolaïer dans les gélatines. Choix d'un procédé. Isolement et caractérisation des microbes pathogènes contenus dans les gélatines commerciales.

CHAPITRE III. — Il y a lieu de se demander si la gélatine, bien que n'étant pas le véhicule de germes tétaniques, ne peut cependant pas faire éclore cette maladie chez les individus porteurs de spores à l'état latent.

CHAPITRE IV. — Quelle peut être l'origine du bacille tétanique contenu dans les gélatines ? Provient-il des matières premières utilisées pour cette fabrication ? Peut-il passer au cours des opérations industrielles que subissent ces matières premières ?

CHAPITRE V. — Moyens dont nous disposons pour priver les sérums gélatinés des germes tétaniques qu'ils peuvent contenir. Examen et critique des procédés préconisés pour la stérilisation. Choix d'un procédé sûr et pratique.

CONCLUSIONS.

LES

SÉRUMS GÉLATINÉS

DANS

L'ÉTIOLOGIE DU TÉTANOS

CHAPITRE PREMIER

APPARITION DU TÉTANOS APRÈS DES INJECTIONS DE SÉRUM
GÉLATINÉ

A la suite des recherches de Dastre (5) en 1896,
qui mettaient en valeur les propriétés coagulantes
exercées par la gélatine vis-à-vis du plasma sanguin, de
nombreux médecins et chirurgiens séduits par la multiplicité des indications auxquelles pouvait répondre ce produit ne tardèrent pas à l'expérimenter Les hémorragies
quelle que soit leur origine : hémoptysies, hématémèses,
melœna, épistaxis, metrorragies, etc., en un mot toutes les
pertes de sang importantes et rebelles à tous les traite-
ments ordinairement usités retirèrent un bénéfice manifeste des injections de sérum gélatiné, les anévrysmes eux-

_____

(5) Les chiffres placés à côté des noms, correspondent aux numé-
ros d'ordre de l'index bibliographique.

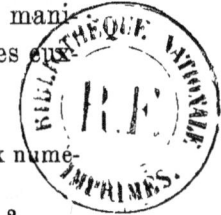

mêmes ne connurent à une époque plus d'autre traitement. En 1898, la gélatine était définitivement introduite
dans la thérapeutique par LANCEREAUX (37).

La vogue des sérums gélatinés ne connut plus de bornes
jusqu'au jour où à la suite de leur emploi on eut à enregistrer des accidents suivis de mort, imputables au dangereux bacille de Nicolaïer, le bacille du tétanos.

Un rapide coup d'œil dans la littérature médicale suffit
pour nous convaincre qu'il ne s'agissait pas de vaines critiques.

KÜHN (31), à une assemblée de Hambourg, rapporta le
cas d'un enfant de 12 ans à qui l'on injecta du sérum gélatiné et qui peu de temps après mourut d'un tétanos typique: Comme à l'endroit où on avait pratiqué l'injection
s'était formé un petit abcès, on injecta du pus à des animaux qui ne tardèrent pas à présenter les symptômes clas-
siques du tétanos et moururent bientôt après.

En 1900, GÉRULANOS, chirurgien en chef de l'Hôpital
Evangélismos, à Athènes, eut à enregistrer un décès à la
suite de l'injection de 200 centimètres cubes d'une solution de gélatine à 2 0/0 chez une femme de 47 ans opérée
d'un cancer du larynx. La solution avait été stérilisée à la
pharmacie de l'hôpital et toutes les précautions avaient
été prises pour se mettre dans les meilleures conditions
d'une asepsie rigoureuse. Malgré tout, à l'endroit où on
avait fait la piqûre, se développa une tuméfaction rouge
et le sixième jour qui suivit l'injection, la malade succomba du tétanos que n'avait pu enrayer l'administration de sérum anti-tétanique. L'examen bactériologique
demeura négatif. La solution fournie par la pharmacie
avait d'ailleurs été employée chez d'autres malades sans
amener d'accidents tétaniques.

GÉORGI (26), après avoir opéré un homme de 23 ans pour

une plaie du foie, fut obligé d'injecter une solution de gélatine afin d'arrêter une hémorragie abondante qui s'était
déclarée subitement. Comme il ne restait plus de sérum
gélatiné stérile, on se contenta de faire dissoudre de la gélatine du commerce dans de l'eau stérilisée et on pratiqua
l'injection après lavage de la peau à l'éther et au lysol.
Le tétanos apparut six jours plus tard et la mort survint
en 48 heures. A l'autopsie, l'incision pratiquée à l'endroit
où on avait fait l'injection montra un petit abcès qui ne
renfermait pas de bacilles du tétanos, mais dont le contenu injecté à un petit chien en amena la mort 18 heures
après avec tous les signes d'un tétanos typique.

Le docteur LORENZ (38) assistant du docteur VON EI-
SELSBERG observa deux cas de tétanos. Le premier a trait
à un homme de 62 ans, à qui on injecta 200 centimètres
cubes de sérum gélatiné à 1/100 pour de violentes hémorragies vésicales. Au bout d'une semaine le tétanos se déclara et le malade succomba en 48 heures. Le deuxième de
ces cas est celui d'une femme de 58 ans, opérée pour cancer du rectum et à qui on fit une injection de gélatine à
2 0/0 pour lutter contre une hémorragie post-opératoire.
Le tétanos fit son apparition cinq jours après l'injection,
la mort survint le sixième jour. Dans aucun des cas re-
latés par le docteur Lorenz l'examen bactériologique ne
fut tenté.

A peu près vers la même époque, le docteur KRUG (32),
assistant de clinique à l'hôpital Elisabeth, à Kassel, donne
l'observation d'une femme de 30 ans à qui on extirpa plusieurs dents et chez qui se déclara une hémorragie inquié-
tante qui nécessita l'injection de sérum gélatiné. L'hémorragie s'arrêta net, mais peu de jours après on constata la
formation d'un abcès gazeux dû probablement au bacille
de Nicolaïer. Quatre jours et demi après l'injection, le

tétanos se déclara et la mort survint rapidement. C'est aussi à la suite d'extraction de dents que le docteur Bo- nitz (5) eut à pratiquer une injection de gélatine chez une femme dont la santé était mise en péril par une hémor- ragie abondante. Il se forma au lieu d'injection un abcès gazeux avec gangrène des tissus, deux jours plus tard ap- parurent des contractures dans la jambe droite et 36 heu- res après l'issue fatale se produisit. La malade avait vrai- semblablement succombé à l'infection tétanique.

Eigenbrodt (20) pratiqua une injection de 75 c. c. de sé- rum gélatiné chez une jeune fille ayant perdu beaucoup de sang à la suite d'une opération dans le nez. Le docteur posa le cinquième jour le diagnostic de tétanos ; le sixième jour, la malade mourait.

En 1901, en France, le docteur Méreau (45) publia une observation très détaillée d'un cas de tétanos suivi de mort qu'il eut à enregistrer dans sa clientèle. Il s'agissait d'une malade âgée, chez qui on avait diagnostiqué un ul- cère de l'estomac et chez qui tous les moyens générale- ment employés étaient demeurés sans résultat pour com- battre une gastrorragie très abondante. Devant ces insuc- cès, on n'hésita pas à faire une injection de sérum gélatiné à 2 0/0. La technique employée en ce cas fut la suivante : « *Nous prîmes un demi-litre de sérum physiologique que nous plaçâmes dans un récipient flambé (je donne ces dé- tails, ils ont leur importance), nous ajoutâmes 10 gram- mes de gélatine. Nous portâmes le liquide à l'ébullition et nous le laissâmes cinq minutes bouillir. Nous nous servî- mes pour faire notre injection de l'appareil de Dieulafoy que nous avions au préalable fait bouillir, ainsi que le caoutchouc, l'ajutage et l'aiguille. L'injection fut prati- quée sous la peau du flanc gauche après nettoyage au savon, à l'alcool, à l'éther et au van Swieten.* » Le huitième jour, la malade qui allait mieux accusa un tiraillement dans le côté en même temps qu'elle se plaignit de raideur dans la mâchoire. Le neuvième jour, on posa le diagnostic de tétanos et quelques heures après elle était morte.

Cette observation, la seule relatée d'ailleurs, semble clore la série des accidents de ce genre signalés en 1901.

1902 nous apporte une nouvelle moisson de cas de tétanos survenus à la suite d'injections de sérum gélatiné. BRACHET (6), en France, ouvre la liste des méfaits imputés à la gélatine. A la suite d'une fausse-couche une jeune femme est prise d'une métrorragie grave ; le repos au lit restant sans action sur les pertes sanguines, on se décide à pratiquer une injection de sérum gélatiné. « Notre confrère, le docteur B..., qui suivait particulièrement la malade, alla lui-même porter la formule dans une pharmacie du voisinage et recommanda d'exécuter la préparation avec toutes les précautions les plus strictes. Il est bien certain qu'elles ne furent pas observées, car moins d'une demi-heure après on livrait le sérum. Nos deux confrères, après avoir soigneusement stérilisé la seringue dont ils allaient faire usage et après avoir nettoyé selon les règles les téguments de la région fessière droite, injectèrent 30 cc. de sérum en question ; le lendemain, l'écoulement de sang persistant, une nouvelle injection de sérum gélatiné est pratiquée à la fesse gauche. » Peu après, chacune des régions fessières devient le siège d'une réaction inflammatoire plus marquée à gauche qu'à droite. On constata un abcès que l'on ouvrit ; la mort ne tarda pas cependant à se produire. Le tétanos que l'on avait diagnostiqué ne pouvait être imputé qu'à la solution de gélatine incomplètement stérilisée. « Le flacon qui avait contenu le sérum gélatiné, nous dit le docteur Brachet, était vide et laissait percevoir une odeur fade et mauvaise que n'a pas la gélatine pure et stérilisée. »

BIVONA (4) nous apporte peu après un nouveau cas à ajouter à la littérature de la question. Une femme de 44 ans souffrait d'hémorragies utérines abondantes. L'extirpation d'un polype fit cesser momentanément les pertes sanguines, mais à leur réapparition on n'hésita pas à pratiquer des injections de sérum gélatiné. Le neuvième jour, la malade accusant un trismus très marqué, on tente la cure de Bacelli en même temps qu'on administre du chloral. Quatre jours après la patiente succombe de tétanos. L'examen bactériologique ne fut pas fait, car il n'existait aucune sécrétion à l'endroit de la piqûre, de plus le flacon ayant contenu la gélatine avait été brisé et il ne restait plus de gélatine préparée.

L'hôpital militaire de Belfort eut presque coup sur coup à enregistrer deux décès survenus après administration de gélatine par voie hypodermique.

Le docteur REBOUD (49), alors médecin-major de première classe, cite les faits suivants : Un soldat du 11e régiment de hussards est admis à l'hôpital pour dysenterie grave ; après des selles sanglantes, on lui administre de la gélatine dans du bouillon et par injections hypodermiques. Quelques jours après se développe une petite tuméfaction rouge que l'on prend pour un abcès ; on incise et on lave avec une solution antiseptique. Le trismus ne tarde pas à faire son apparition et on pose le diagnostic de tétanos devant les contractures intermittentes qui ont pour siège les muscles de la masse lombaire et de la paroi abdominale. Après des crises violentes d'opisthotonos, le malade ne tarde pas à succomber. L'examen bactériologique n'a pas été fait.

Le deuxième cas a été observé dans le service de M. le

médecin principal DUBRULLE (49). Un soldat du 42ᵉ régiment d'infanterie reçut des injections répétées de sérum gélatiné pour des hémorragies intestinales abondantes. Onze jours après, il mourut de tétanos. Ces deux accidents, malgré que l'on n'ait pas fait l'examen bactériologique, furent imputés à la gélatine, comme le signale le docteur Reboud dans une communication à l'Académie de médecine : « Ainsi, deux hommes, atteints de maladies infectieuses graves, ayant eu, pour des complications hémorragiques, chacun trois injections de sérum gélatinisé, présentent tous les deux les symptômes du tétanos, l'un au dixième, l'autre au onzième jour et meurent avec ces signes aggravés, le premier après trois jours, le second après 36 heures. De là à accuser le sérum des accidents tétaniques il n'y a qu'un pas et nous l'avons rapidement franchi. »

Là ne s'arrête pas la longue énumération des cas qui plaident contre l'emploi des sérums gélatinés. Les docteurs Ch. HOCHHALT et DE HERCZEL (28), à une séance des hôpitaux de Budapest communiquèrent le cas d'une femme atteinte de maladie de Banti à qui on fit une splénectomie suivie bientôt d'hémorragies abondantes. On eut recours au sérum gélatiné ; 7 jours après apparaissent les premiers symptômes du tétanos et 48 heures après la malade meurt. Le docteur LASZLO DEUTSCH a étudié bactériologiquement les gélatines dont s'étaient servi Hochhalt et de Herczel. Après chauffage à ébullition pendant cinq minutes, il constata la présence au bout de quelques jours de colonies sporifères vivant en anaérobies.

LOP et MURAT (42), de Marseille, ont également dans la même année adressé un mémoire à l'Académie de médecine. Une injection de 200 grammes de sérum gélatiné à 7 grammes pour 1.000, stérilisé à 120°, est faite à un malade atteint d'hémorragies intestinales. Le tétanos se déclare 7 jours après l'injection de sérum et le malade meurt 3 jours après.

Cette triste littérature s'enrichit d'un nouveau fait rapporté par le docteur FABRE (22), qui eut également à déplorer l'apparition d'un tétanos mortel à la suite d'une injection de sérum gélatiné.

Dans le cours de la même année, WACH (63), en Russie, se sert d'une solution de gélatine pour enrayer une hémorragie. Le malade succombe à une infection tétanique.

GRADENWITZ (27), en Allemagne, relate un cas semblable survenu chez une de ses malades.

Une observation plus curieuse encore est celle du docteur ZUPNICK (64), qui eut à enregistrer un décès causé par le tétanos chez un homme à qui on avait injecté dans la vessie, pour cystite hémorragique, une solution de gélatine. Il fut pris de phénomènes tétaniques treize jours plus tard et mourut deux jours après l'apparition des premiers symptômes. Pendant la vie on décela le bacille du tétanos dans les urines ; on l'identifia par les cultures et l'inoculation aux animaux.

DAMIANOS et HERMANN (17) publièrent un cas de tétanos consécutif à une injection de sérum gélatiné pour hémorragie amygdalienne. Il y eut formation d'abcès gazeux dû à la présence d'anaérobies qui venaient à n'en pas douter de la gélatine qui avait subi une stérilisation à la vapeur ayant duré trois heures seulement.

L'année suivante est moins fertile en accidents tétaniques imputables à la gélatine ; nous avons cependant quelques observations importantes, en particulier celle du professeur DIEULAFOY (18). Une malade, âgée de 38 ans, prise d'une hémoptysie violente, reçoit dans la cuisse gauche une injection de sérum gélatiné. « *La solution est*

préparée avec soin à la pharmacie, nous dit Dieulafoy,
*et l'ébullition est prolongée plus d'une demi-heure. L'in-
jection est pratiquée à la partie supérieure de la cuisse
gauche avec toutes les précautions aseptiques habituel-
les.* » La malade se sent mieux, quand quelques jours plus
tard, éclate un tétanos bien marqué. « Ne trouvant chez
cette femme aucune autre cause capable d'expliquer le tétanos, il était rationnel de le mettre sur le compte de l'injection gélatinée. »

Des observations bactériologiques très sérieuses furent
faites par GRIFFON, chef de laboratoire à l'Hôtel-Dieu. Il
nous a semblé utile de reproduire textuellement le rapport fait à ce sujet pour bien montrer qu'aucun doute ne
pouvait subsister dans les conclusions fournies. Les expériences ont porté d'une part sur le pus du petit abcès formé au point d'injection, d'autre part sur la gélatine ayant
servi à la préparation du sérum. « Après la mort, on as-
pire le pus dans deux pipettes Pasteur stérilisées ; elles
sont scellées à la flamme et apportées au laboratoire. On
procède alors à l'examen direct du pus après coloration.
Plusieurs lames sont traitées par des solutions coloran-
tes diverses ; on y constate des globules de pus, des leucocytes polynucléaires à noyaux nettement colorables,
mais on n'y trouve aucun élément microbien. Après la
réaction de Gram, la recherche des microbes est également
négative ; il n'y a ni bacilles de Nicolaïer, ni microbes as-
sociés. »

« Cultures aérobies. — Le pus des deux pipettes est ensemencé largement sur gélose et en bouillon et cultivé en
présence de l'air. La culture faite avec l'une des deux
pipettes reste stérile. La culture faite avec l'autre pipette
donne des colonies ayant la forme d'un gros bâtonnet li-
quéfiant la gélatine et dégageant une odeur fétide ; il

s'agit d'une bactérie de putréfaction puisée vraisemblablement à la surface de la peau du cadavre. Ce qui confirme cette hypothèse, c'est que le prélèvement du pus a été pratiqué tardivement plus d'un jour après la mort et que, du reste, une seule des pipettes s'est trouvée contaminée. »

« Cultures anaérobies. — Le pus de la pipette qui s'est montré stérile aux cultures aérobies a été ensemencé en profondeur dans de longs tubes de gélose non inclinée, suivant le procédé Liborius, et au bout de 24 heures de séjour à l'étuve à 37°, à l'abri de l'air, on a obtenu des cultures pures de bacille de Nicolaïer. » Ces cultures sont facilement identifiées par l'examen macroscopique, puis microscopique et enfin par des inoculations au cobaye.

« Le pus s'est montré très virulent ; plusieurs animaux inoculés succombèrent en moins de 24 heures, pour si minime qu'ait été la dose inoculée avec le pus de l'une ou l'autre pipette. »

« Les expériences poursuivies directement sur le cobaye pour rechercher dans la gélatine de la pharmacie la présence du bacille ou des spores tétaniques n'ont d'abord donné que des résultats négatifs. Les cobayes inoculés avec une solution faible ou concentrée (1 pour 100 ou 10 pour 100) de gélatine portée à l'ébullition au bain-marie sont tous demeurés indemnes. Mais les cultures en gélose anaérobies ont donné des résultats nettement positifs. Une solution de gélatine ayant subi l'ébullition à 100° pendant plusieurs minutes, ensemencée à la dose de quelques gouttes en tube de LIBORIUS a donné au bout de 24 et surtout de 48 heures, à l'étuve à 37°, d'assez nombreuses colonies de bacille tétanique qu'il a été facile de caractériser par sa mobilité, son aspect sporulé en baguette de tambour, etc. Une des colonies inoculée au cobaye l'a rendu tétanique et l'a tué en moins de 24 heures. »

DOERFLER (19), de Berlin, aussi en 1903, relate deux cas. L'un concerne la femme d'un docteur prise de métrorragie après l'accouchement et à qui on fait une injection de sérum gélatiné, livré encore bouillant et portant la mention : « Solution de gélatine stérilisée et neutralisée ». Malgré les précautions d'asepsie prises pour faire l'injection, un abcès ne tarde pas à se former. La malade succombe rapidement de tétanos généralisé.

Dans l'autre observation, il est question d'un phtisique chez qui surviennent de violentes hémorragies pulmonaires. On fait une injection de sérum gélatiné ; onze jours après le malade est pris de phénomènes tétaniques et succombe 48 heures après.

Nous devons à l'obligeance de M. le professeur CARRIEU l'observation d'un cas de tétanos survenu en 1908, dans son service, à la suite d'une injection de sérum gélatiné. Nous reproduisons cette observation dans ses grandes lignes.

G..., 32 ans, boulanger, entre à l'hôpital Saint-Eloi-Suburbain, salle Combal, numéro 14, le 23 janvier 1908.

Il est malade depuis 10 jours. Céphalée, diarrhée, épistaxis. Pas d'insomnie. Température, 39°4. Pouls, 84. Taches rosées. On pose le diagnostic de dothiénenterie. Le séro-diagnostic de Widal fait les jours suivants est positif. Traitement : bains et pyramidon (0 gr. 60 en 4 prises).

Le 3 février, épistaxis.

Le 8 février. — Première hémorragie intestinale moyennement abondante. Lavement gélatiné à 1/100.

Le 9 février. — L'hémorragie continue. Le malade est pâle. Le pouls faible. On fait du sérum caféiné.

Le 11 février. — Nouvelle hémorragie intestinale. Quatre selles abondantes avec caillots. Pourtant le malade est moins pâle, le pouls meilleur. On fait une injection de 20 centimètres cubes de sérum gélatiné à 2 0/0.

Les jours suivants, le malade a encore du melœna. La température monte.

17 février. — Dans la journée, le malade a du trismus. Dans la soirée, violentes contractures des mâchoires, douleurs dans la nuque, opisthotonos. On fait du sérum antitétanique ; on donne 5 grammes de chloral en lavement. Pouls 130, dépressible. Tension, 11.

Le malade meurt le 18 février à 11 heures du soir. Température 40°2. Avant de mourir, 4 ou 5 crises douloureuses avec opisthotonos, trismus, contractures généralisées. L'examen bactériologique du sérum livré par la pharmacie de l'hôpital n'a pas été fait.

Enfin, le dernier cas que nous ayons à signaler est celui publié par HEDDAEUS (30), en 1908. Une malade de 44 ans est opérée pour calculs de la vésicule biliaire et du canal cholédoque. Des hémorragies abondantes se manifestent à la suite de cette intervention. On a recours d'abord au sérum physiologique, puis aux lavements de chlorure de calcium et enfin, devant l'inefficacité de ces médicaments, au sérum gélatiné.

Cinq jours après l'injection de la solution de gélatine, le tétanos se déclare. Opisthotonos, rire sardonique, trismus. L'endroit où on a fait l'injection est tuméfié et rouge ; on incise. Malgré les injections de sérum anti tétanique Behring et le chloral à haute dose, la malade ne tarde pas à succomber dans des crises violentes.

L'examen bactériologique ne fut pas fait.

Ce vingt-cinquième cas clôt la liste des accidents tétaniques imputés à la gélatine depuis l'introduction de ce produit dans la thérapeutique. On conçoit aisément que l'on se soit ému et que le discrédit soit venu frapper l'emploi des sérums gélatinés.

CHAPITRE II

ÉTUDE BACTÉRIOLOGIQUE DES GÉLATINES COMMERCIALES.
ABSENCE DU TÉTANOS. — FRÉQUENCE DU VIBRION SEPTIQUE

La corrélation qui existait entre les injections de sérum gélatiné et l'apparition des accidents tétaniques semblait prouver que vraisemblablement les gélatines commerciales contenaient le bacille du tétanos.

La gélatine étant un excellent milieu de culture, une substance éminemment propre à la nutrition de tous les germes pathogènes ou autres, il était permis de penser que la germination des spores pouvait se faire librement dans les sérums depuis longtemps préparés et qui n'avaient pas été soumis à l'action d'une température suffisante pour détruire ces spores très résistantes à la chaleur. Du reste, certains auteurs recommandaient de ne pas stériliser la gélatine à une température trop élevée sous peine de lui voir perdre ses propriétés coagulantes.

Ces critiques d'ailleurs se justifièrent à la suite des recherches effectuées par LÉVY et BRUNS (40). Ces deux auteurs arrivèrent à caractériser le tétanos dans les gélatines commerciales. Le procédé qu'ils préconisent et qu'ils ont utilisé eux-mêmes est emprunté à SAN FÉLICE (51). Le mode opératoire des plus simples est le suivant : « Ils mettent 2 grammes de gélatine dans 100 centimètres cubes de bouillon qu'ils laissent à l'étude à 37° pendant huit jours. Les cultures évoluent rapidement et abandonnent

leurs toxines au bouillon. Au bout de huit jours, on filtre
à la bougie Chamberland et on injecte ce produit filtré à
des animaux réceptifs. Ils recommandent fortement les
inoculations de culture filtrée, car, d'après eux, les cultures non filtrées contenant une foule de microbes pathogènes peuvent amener la mort de l'animal soumis à l'expérience avant même que le tétanos ait pu se déclarer. L'examen de six échantillons de gélatine a montré que quatre
de ces échantillons contenaient le dangereux bacille. »

SCHMIEDICKE (52), médecin militaire allemand, qui s'oc-
cupa aussi de la question, tira des conclusions identiques
et démontra la fréquence des spores tétaniques dans les
gélatines. Cependant, le procédé qu'il emploie est diffé-
rent de celui suivi par LÉVY et BRUNS ; il l'emprunte d'ailleurs à HYSE. Nous signalons rapidement ce procédé: « On
prend des tubes contenant une hauteur de dix centimètres
de gélose préalablement liquéfiée et qu'on laisse refroidir
jusqu'à 40-42° ; on y introduit ensuite de petits carrés
de gélatine de deux centimètres de côté qui gagnent assez
rapidement le fond du tube. Après 5 ou 6 jours dans la
partie profonde de la gélose se développent des colonies
parmi lesquelles se trouvent celles du tétanos, qui est
comme on le sait, un anaérobie. Il ne reste plus ensuite
qu'à pratiquer des inoculations à des animaux réceptifs
pour reconnaître le tétanos. »

LASZLO DEUTSCH, comme nous l'avons déjà vu, avait re-
connu, dans la gélatine ayant servi à HOCHHALT et à DE
HERCZEL, la présence de colonies anaérobies sporifères qui
n'étaient autre que des colonies de tétanos.

DIEULAFOY avait également fait analyser bactériologiquement la gélatine qui avait causé un tétanos mortel chez
une malade de son service.

GRIFFON (18) se servit pour ses recherches des cultures

en tube suivant la méthode de L<small>IBORIUS</small>. Toutes ses expériences ont été concluantes et lui ont permis d'affirmer la présence du tétanos dans la gélatine livrée par le commerce.

A<small>NDERSON</small> (1) trouva le tétanos dans un échantillon de gélatine sur sept examinés.

T<small>UCK</small> (55), reprenant l'étude bactériologique des gélatines commerciales, examina quinze spécimens de gélatines de provenances diverses et isola le bacille du tétanos de six de ces échantillons, ce qui donne un pourcentage de 40 0/0.

La méthode à laquelle il s'est arrêté est la suivante : « Un gramme de gélatine est placé dans un petit ballon contenant 50 c. c. de bouillon ordinaire stérilisé. On porte le ballon à l'étuve à 37° pendant 7 jours. Au bout de ce temps une portion de la culture ainsi obtenue est filtrée à la bougie Chamberland et on injecte 0 cc. 3 de liqueur filtrée dans le dos d'une souris et 0 cc. 2 de la culture non filtrée dans le dos d'une autre souris. Après 24 heures, si la gélatine contient du tétanos, apparaissent les symptômes typiques de cette maladie. On observe des contractures dans les membres inférieurs, de l'opisthotonos, du pleurosthotonos, et la mort survient rapidement. Les cultures non filtrées tuent les souris plus vite que les cultures filtrées ; les premières ordinairement au bout de 24 heures, les deuxièmes après 4 ou 5 jours, suivant la force de la toxine. Si la gélatine ne contient pas de germes pathogènes les animaux sont rétablis après 12 heures.

Les expériences de cet auteur ont permis de constater que :

Sur 6 spécimens de gélatine française 1 contenait le bacille du tétanos.
Sur 4   —   —   allemande 1   —   —   —
Sur 5   —   —   anglaise 4   —   —   —

La séparation du bacille du tétanos des autres germes aérobies ou anaérobies qui l'accompagnent dans la culture primitive est faite au moyen de la méthode de Veillon. A l'aide d'une pipette faite avec un tube de verre étiré, on ensemence en profondeur six tubes de gélose glucosée ; de nombreuses colonies ne tardent pas à apparaître parmi lesquelles il est facile de reconnaître des colonies de tétanos.

En outre du bacille de Nicolaïer, il découvrit dans les gélatines qu'il examina des bacilles morphologiquement semblables, pourvus également de spores, aérobies ou anaérobies, mais non pathogènes et qu'il baptisa des noms de : bacille pseudo-tétanos, bacille x, bacille y. Ce fait prouve qu'un examen microscopique très attentif des cultures ne serait pas suffisant pour conclure à la présence de tétanos, mais que cet examen devra toujours être suivi d'inoculations expérimentales.

Les différents procédés mis en œuvre par tous les auteurs que nous venons de citer ne sont pas à l'abri de toute critique.

D'abord, la culture en bouillon ordinaire à 37° ne donne pas des résultats bien remarquables au point de vue du développement du tétanos et de la germination de ses spores. Ce bacille, en effet, étant un anaérobie ne se trouve pas dans les conditions les plus favorables pour arriver à se multiplier comme il est nécessaire. De plus, on favorise de cette façon la pullulation d'une foule de germes pathogènes ou autres aérobies, qui se trouvent en grande quantité dans les gélatines. Et il pourra se faire qu'après l'inoculation de la culture filtrée on ne puisse conclure à la présence du tétanos, malgré la mort de l'animal soumis à l'expérience, des toxines sécrétées par les aérobies ayant pu être la cause de la mort du sujet d'expérience.

Il est entendu qu'on pourra toujours objecter que l'examen direct et l'isolement des colonies viendront compléter ces affirmations.

En outre, la filtration d'un bouillon contenant de la gélatine est délicate et présente d'assez grandes difficultés. Les pores du filtre doivent être assez grands et le bouillon ne filtre qu'avec une extrême lenteur.

Enfin, la plupart des auteurs qui se sont occupés de la question n'ont pas assez insisté sur l'isolement du bacille à l'état de pureté et sur les réactions qu'il donne dans les divers milieux. Les procédés qu'ils utilisent sont assez peu pratiques lorsqu'il s'agit d'opérer l'isolement des colonies ayant poussé dans le bouillon.

Pour nos recherches en vue de la caractérisation du bacille du tétanos, nous avons toujours opéré comme n'ayant affaire qu'à des anaérobies vrais.

Nos cultures sont faites dans du bouillon ordinaire complètement privé d'air. Un ballon de 200 c. c. environ, muni à la moitié supérieure de son col d'un étranglement maintenant un tampon de coton, est fermé par un bouchon de caoutchouc joignant bien, percé d'un trou qui donne passage à un tube étranglé également pourvu d'une bourre de coton. On ensemence le bouillon préalablement stérilisé à l'aide de quelques centimètres cubes d'une solution de gélatine à 5 0/0 faite à 37°. On fait le vide dans ce ballon et on remplace l'air qui a été chassé par de l'hydrogène pur. A trois reprises différentes on fait ainsi passer de l'hydrogène et on termine par une aspiration prolongée des dernières traces d'air. On ferme à la lampe au niveau de l'étranglement du tube et il ne reste plus qu'à porter le ballon à l'étuve à 37° pendant six jours. Au bout de ce temps, on inocule un centimètre cube de culture non filtrée dans les muscles de la cuisse d'un cobaye neuf dont

3

on note le poids et la température. Après la mort de l'animal, on fait l'autopsie avec soin et on examine bactériologiquement les divers organes. Nos cultures anaérobies sont alors soumises à l'isolement.

Pour cela, nous nous sommes servis du procédé de MARINO (46), qui consiste à opérer la sélection des cultures, sur gélose sulfitée additionnée de sérum de cheval (34). Les colonies qui se développent peuvent être examinées facilement et être prélevées très commodément grâce au dispositif imaginé par cet auteur et qui consiste à laisser se solidifier la gélose ainsi préparée entre deux couvercles de boîte de Pétri, recouverts à leur tour par un couvercle. plus grand.

En possession de nos colonies, nous effectuons avec elles une série d'expériences qui peuvent se résumer de la façon suivante : cultures dans le vide sur divers milieux, examen direct, inoculations expérimentales. Nos cultures dans le vide sont faites suivant deux procédés : celui que nous avons déjà signalé plus haut et celui qui consiste à recouvrir le milieu nutritif contenu dans un tube, avec de la paraffine stérilisée.

En possession de tous ces résultats, il nous sera seulement permis de conclure à la présence ou à l'absence de tétanos.

Quinze échantillons de gélatine ont été examinés avec le plus grand soin. Leur provenance est diverse ; on compte 11 gélatines françaises, trois gélatines allemandes, une gélatine anglaise.

Avec chaque échantillon on fait une solution dans l'eau stérilisée dans les proportions de 5 grammes de gélatine pour 100 centimètres cubes d'eau distillée ; on prélève dix centimètres cubes de cette solution, qu'on introduit aseptiquement dans les ballons contenant le bouillon et munis du dispositif spécial que nous avons indiqué précédemment. On fait le vide aussi complètement que possible et l'on porte à l'étuve à 37° pendant au moins six jours pour être assuré du complet développement des espèces anaérobies. Voici l'aspect que présentent les ballons.

JOURS	GEL. Nº 3 FRANÇAISE	GEL. Nº 4 FRANÇAISE	GEL. Nº 5 FRANÇAISE
2e	Trouble. Dépôt floconneux.	Trouble. Sans dépôt.	Trouble. Sans dépôt.
3e	—	—	Trouble. Dépôt léger floconneux.
4e	—	—	—
5e	Bouillon jaune clair très trouble. Dépôt abondant granuleux.	—	Le bouillon devient limpide. Le dépôt est abondant.
6e	—	Pas de changement de coloration. Trouble non augmenté.	—

JOURS	GEL. EXTRA FRANÇAISE	GEL. D. FRANÇAISE	GEL. E. FRANÇAISE
2e	Touble sans dépôt.	Trouble avec léger dépôt.	Très trouble avec dépôt faible.
3e	—	—	—
4e	—	—	Dépôt augmente.
5e	Léger dépôt.	—	—
6e	—	Dépôt plus abondant.	Dépôt abondant. Bouillon clarifié.

Jours	Gel. surfine noire et or française	Extra-fine noire et or française	Surfine verte et or française	Surfine noire et argent française	Fine verte et noire française
2e	Trouble homogène.	Trouble.	A peine trouble. Voile nuageux en surface.	Voile irrégulier en surface.	Trouble homogène.
3e	—	—	—	Trouble.	—
4e	—	Dépôt abond.	—	—	—
5o	Bouillon clair Dépôt dense.	—	—	Très trouble.	—
6e	—	Dépôt grenu blanc.	Dépôt faible.	—	—

Jours	Gel. No 1 Allemande	Gel. No 2 Allemande	Gel. No 3 Allemande	Gel. extra Anglaise
2e	Trouble faible.	Trouble faible.	Très trouble. Dépôt nul.	Trouble uniforme.
3o	—	—	—	—
4e	Dépôt. Liquide clair.	—	—	—
5o	—	—	Dépôt floconneux abondant.	—
6e	—	—	—	Dépôt faible.

Après six jours, on retire toutes ces cultures de l'étuve et on procède alors à des inoculations sur des cobayes neufs, dont on note avec soin la température deux fois par jour. Les injections sont faites dans les muscles de la cuisse aseptiquement en employant pour chaque animal un centimètre cube de culture pure non filtrée. De tous les animaux ainsi traités, 5 seulement sont morts ; ils correspondaient respectivement aux gélatines suivantes :

gélatine numéro 5, française ; gélatine E, française ; gélatine fine verte et noire, française ; gélatine extra-française ; gélatine numéro 3, allemande.

Nous avons conclu que seules ces gélatines renfermaient des microbes pathogènes et nos expériences n'ont porté que sur ces cinq échantillons pour isoler et caractériser les germes qui les souillaient.

GÉLATINE N° 5 FRANÇAISE. — Au bout de 24 heures, l'animal inoculé dont la température a baissé de 37°5 à 37°1, présente les signes suivants : La patte inoculée est le siège d'un gonflement très marqué ; à la palpation, peu de fluctuation, mais une raideur manifeste. L'œil est terne et vitreux, le poil hérissé, le corps secoué de grands frissons. Après 48 heures, la patte inoculée refuse tout service à l'animal ; elle est contracturée, démesurément œdématiée, la bouche ne cesse d'écumer, le corps est ramassé en boule. L'animal agite l'air de ses pattes de devant ; toute la partie postérieure du corps est paralysée; le ventre est dur, tendu et douloureux. Enfin, après 3 heures, la mort survient dans des convulsions ininterrompues. La température a passé par les chiffres suivants :

Avant l'expérience, 37°5.
Deuxième jour au matin, 37°.
Deuxième jour, le soir, 37°1.
Troisième jour au matin, 37°4.
Troisième jour, le soir, 31°5.

A l'autopsie, on trouve tous les organes hypertrophiés, en particulier le foie et la rate ; le péricarde est rempli d'un liquide abondant, clair. La cuisse est le siège d'un œdème considérable, mais ne renferme pas d'abcès à pro-

prement parler ; à l'endroit de l'injection les tissus sont
dilacérés et renferment un peu de sérosité rosée. La cavité
abdominale contient en assez grande quantité un liquide
clair peu épais.

Le liquide du péricarde prélevé immédiatement après
la mort avec une pipette stérile ne donne lieu à aucune
culture dans le bouillon ordinaire. Le sang puisé dans le
ventricule droit ne renferme aucun bacille et ne cultive
pas. La sérosité de la cuisse inoculée à un autre animal
en amène rapidement la mort au milieu de crises violentes convulsives identiques à celle du cobaye sur qui avait
été prélevée la sérosité.

Nous entreprenons alors l'isolement des anaérobies contenus dans le ballon où a été prélevée la culture ayant
servi à l'inoculation.

Au bouillon gélosé ordinaire on ajoute 0 gr. 50 pour 100
de sulfite de soude, puis on met dans un tube à essai 35
centimètres cubes de ce milieu. On stérilise et quand le liquide retiré de l'autoclave est encore à 40-42 degrés on
y ajoute un centimètre cube de sérum de cheval filtré sur
bougie Berkefeld ; on ensemence le milieu en prélevant
une anse de platine de la culture en bouillon, on agite convenablement et on coule dans la boîte de Pétri, disposée
suivant les indications de Marino. Au bout d'un jour ou
deux nous nous sommes trouvés en présence de deux espèces de colonies : 1° les unes sont glaireuses, blanc-jau-
nâtres ; 2° les autres sont lenticulaires, opaques et brunes.

Ces deux variétés sont alors ensemencées dans du bouillon ordinaire que l'on purge d'air aussi complètement que
possible et que l'on porte à l'étuve à 37°. Après quelques
jours, nous inoculons 2 c. c. du contenu de chacun des ballons à des cobayes. Celui qui a été traité par la culture de

la colonie n° 1 ayant seul succombé, nous portons nos recherches de ce côté. Disons tout de suite que sur gélose sulfitée les colonies apparaissent à la fin du 2ᵉ jour ou au commencement du troisième. Elles sont formées d'abord d'une petite masse glaireuse blanche à centre opaque. La colonie se développant, le centre devient plus foncé et s'entoure d'une auréole blanchâtre. Les bords sont sinueux, se perdent dans la gélose ambiante en formant des franges très fines semblables à des cils, qui donnent à la colonie un aspect plus ou moins rayonné.

Caractères des cultures pures. — Bouillon ordinaire. A 37° le bouillon se trouble assez rapidement et laisse dégager de nombreuses bulles gazeuses. Vers le troisième jour, le bouillon s'éclaircit et présente un dépôt floconneux très abondant, de couleur blanc jaunâtre.

Gélose. — En strie, il se forme sur toute la longueur des colonies blanchâtres confluentes en un enduit visqueux, s'étendant très rapidement et dont les bords se perdent dans la gélose ambiante.

Gélatine. — Les cultures les plus intéressantes sont les cultures dans la gélatine glucosée privée d'air. Les colonies se développent à la partie profonde du tube. Il se forme de petites poches globuleuses remplies de liquide ; peu à peu la gélatine éclate sous la poussée des gaz et se liquéfie en partie. Vers le quatrième ou le cinquième jour on remarque souvent, au fond du tube, un amas de liquide trouble légèrement jaunâtre et visqueux. En piqûre, on aperçoit des filaments arborescents perpendiculaires à la ligne d'ensemencement.

Examen microscopique. — Après coloration, on trouve des bâtonnets mesurant environ 5 à 6 μ de long et 1 μ de large ; ils sont souvent disposés bout à bout, en longs articles ; ceux qui sont isolés sont parfois incurvés ou renflés à leur partie moyenne ; les extrémités sont arrondies. Chez les bacilles renflés, la partie centrale est très réfringente, alors que les extrémités prennent très fortement la couleur. Le microbe est décoloré par le Gram.

Spores. — Il se forme, dès le second jour de la culture, des spores nombreuses que l'on peut mettre en évidence par double coloration. Elles sont naviculaires et souvent plus grosse que les bacilles.

Inoculation. — Inoculé au cobaye, ce microbe en amène la mort entre 24 ou 36 heures, avec œdème au point d'inoculation ou s'étendant même plus loin et hypothermie marquée. Toute la cavité péritonéale renferme une sérosité abondante. Il se forme parfois des poches gazeuses amenant un décollement très visible des tissus. La sérosité quelque temps après la mort de l'animal, montre des bacilles possédant les caractères indiqués plus haut, groupés en longs articles flexueux. Congestion des organes, en particulier du foie. Liquide assez abondant dans le péricarde.

Caractérisation du bacille. — D'après l'ensemble des caractères précédents : anaérobiose, virulence, forme du bacille et des spores, décoloration par le Gram, aspect des cultures, il nous est permis de conclure que nous nous trouvons en présence de *vibrion septique*.

Gélatine extra-française. — Le cobaye inoculé avec un centimètre cube de culture de gélatine en bouillon privé

d'air, meurt après 52 heures environ ; il présente pendant
ce temps les variations de température suivantes :

Température avant l'expérience, le 14 juin, 37°5.
        15 juin au matin, 37°1.
        15 juin, au soir, 38°4.
        16 juin au matin, 38°2.
        16 juin, soir, 38°8.
        17 juin, au matin, 38°6.

Les signes particuliers que présente le cobaye sont les
suivants :

Il est blotti dans un coin de la cage ; le poil est hérissé,
la respiration rapide. La patte inoculée est gonflée démesurément. Tout mouvement lui est refusé. L'animal meurt
sans manifestations convulsives.

Les cultures sur plaques de gélose de Marino, obtenues
par ensemencement d'une anse de culture dans le vide,
nous laissent voir deux espèces de colonies : 1° les unes
sont de couleur brune, elles ont l'aspect d'étoiles dont les
branches sont très irrégulières, mousses et plus ou moins
recourbées ; 2° les autres seules pathogènes pour le cobaye sont arrondies avec un centre légèrement surélevé
et plus foncé ; la circonférence est irrégulière, sinueuse,
mais franchement délimitée. Au faible grossissement, on
remarque des ramifications très enchevêtrées partant du
centre et s'anastomosant sur les bords pour former des
bords nets. La couleur est blanche, tirant légèrement sur
le jaune.

Caractères des cultures pures. — Bouillon ordinaire.
Dès le deuxième jour, un trouble se manifeste dans le
bouillon ; il est d'abord peu marqué, mais peu à peu il
s'accentue pendant qu'un dépôt très abondant et visqueux

gagne le fond du tube. Il est de couleur blanche, tirant légèrement sur le jaune.

Gélose. — On remarque le long de la strie des colonies
rondes, blanchâtres, à l'aspect humide, qui ne tardent pas
à confluer en un enduit jaunâtre vernissé. Les bords sont
transparents et clairs, le centre opaque et plus foncé ; il
n'existe pas de ramifications radiculaires, mais les bords
de la culture sont dentelés. Les colonies présentent une
grande viscosité, un aspect albumineux caractéristique.

Gélatine. — Sur la gélatine en plaque, on obtient des
cultures punctiformes, jaunâtres, légèrement surélevées
au-dessus de la surface du milieu de culture. L'aspect est
luisant, il n'y a pas de liquéfaction. En piqûre, les parties
profondes se développent assez mal en donnant de petits
points sur le trajet du canal, à mesure qu'on approche de
la surface libre, les colonies deviennent plus nombreuses,
se serrent les unes contre les autres. A la surface, la culture est très dense.

Inoculation. — L'inoculation au cobaye détermine à
l'endroit de la piqûre un véritable abcès contenant une
grande quantité de pus bien lié et épais. L'animal succombe en général au bout de 3 ou 4 jours. L'examen des
cultures après coloration n'a pas de peine à nous convaincre que nous sommes en présence de *tétragène*. Nous
voyons des coccus assez gros, parfois isolés, plus souvent
groupés par deux ou par quatre, souvent aussi en amas
renfermant une quantité considérable d'éléments. Ces mi-
crococcus se colorent bien par le violet de gentiane phéni-
qué et ne se décolorent pas par la méthode de Gram.

GÉLATINE E FRANÇAISE. — La culture anaérobie en ballon fermé à la lampe amène la mort du cobaye en 36 heures, à la dose de 1 cc. La température subit des écarts assez marqués ; avant l'inoculation, elle était de 37°7 ; le
lendemain matin elle baisse à 36°9 pour remonter le soir
à 38°9 et pour arriver enfin à 36°2 quelques heures avant
la mort de l'animal. Celui-ci présente des troubles absolument typiques. Tout son corps est agité de convulsions
qui lui arrachent des cris ; la bouche laisse échapper une
écume abondante ; l'œdème a envahi la patte injectée puis
s'est étendu sur tout l'arrière-train. Il succombe au milieu
de contractures violentes. A l'autopsie, on constate des
désordres très marqués. Le corps de l'animal laisse dégager une odeur épouvantable ; l'incision du membre où on
a pratiqué l'injection donne issue à une pulpe rougeâtre.
Les tissus sont sphacélés, les muscles désagrégés, l'os complètement dénudé. Des fistules énormes apparaissent de
tous côtés. L'abdomen est aussi très touché ; toute la cavité péritonéale est remplie d'un liquide louche ; le foie
présente des lésions très visibles ; le cœur renferme un
sang noir et épais pendant que le péricarde est distendu
par du liquide. Tous les organes, les liquides recueillis,
le sang, donnent des cultures douées d'une grande virulence, en même temps que l'examen direct après coloration permet d'y déceler des bacilles abondants groupés en
longs articles flexueux, accolés souvent deux par deux, qui
ne laissent aucun doute sur la nature de l'infection à laquelle a succombé le cobaye. Les caractères des cultures
pures confirment également notre opinion et nous permet-
tent d'affirmer qu'ici encore nous avons affaire à du *vibrion septique*.

GÉLATINE FINE, VERTE ET NOIRE FRANÇAISE. — Le cobaye inoculé meurt très rapidement après avoir passé par les températures suivantes :

Température avant l'expérience, le 16 juin, 36°4.
Le 17 au matin, 36°5.
Le 17 au soir, 37°.
Le 18 au matin, 36°2.
Le 18 au soir, 35°1.

L'isolement des anaérobies nous met en présence de plusieurs espèces microbiennes ; certaines colonies sont rondes, très irrégulières, opaques et brunes, plus claires sur les bords ; d'autres sont brunâtres, marbrées de taches plus foncées et de stries irrégulières ; d'autres enfin ont un noyau foncé entouré d'une auréole blanche qui se perd dans la gélose par des cils nombreux et fins. La culture pure de cette dernière colonie est seule pathogène pour le cobaye ; l'examen direct nous permet encore de conclure à la présence du *vibrion septique*.

GÉLATINE N° 3 ALLEMANDE. — Le cobaye inoculé dans les muscles de la cuisse avec 1 cc. de culture de cette gélatine dans du bouillon privé d'air, meurt après trois jours, en présentant des écarts thermiques très marqués. Un gonflement énorme a pour siège la patte inoculée ; le ventre lui-même est gagné par l'œdème ; une sérosité rosée abondante remplit une grande partie de la cuisse et de la cavité péritonéale.

A l'isolement, nous remarquons deux espèces de colonies : les unes, brunes, sont munies de prolongements très larges, sinueux, parfois renflés aux extrémités ; les autres, pathogènes pour le cobaye, sont formées par une

grande quantité de filaments émanant d'un centre foncé
que délimite assez bien une zone plus claire et transpa-
rente. Par nos cultures et par nos inoculations, nous arri-
vons à caractériser ici encore le *vibrion septique*.

Pour donner à nos conclusions le plus de précision possible, et pour être bien sûr de n'avoir laissé échapper, au
cours de nos recherches, aucune espèce bactérienne pathogène, et en particulier le tétanos, nous avons eu recours, pour l'examen de toutes nos gélatines, et plus spécialement pour l'examen de celles que nous étions en
droit de suspecter, à tous les procédés préconisés par
ceux pour qui la question avait présenté un grand intérêt et, en particulier, à la technique de Lévy et Bruns, et
à celle de Schmiedicke.

Procédé de Schmiedicke (52). — Comme cet auteur,
nous prenons des tubes de gélose que nous liquéfions dans
l'eau bouillante ; quand ils sont revenus à une température ne dépassant par 40-42°, nous introduisons dans chaque tube quelques fragments de gélatine à examiner, cou-
pés en carrés de deux centimètres de côté. Ceux-ci gagnent assez rapidement le fond de la masse de gélose et
se liquéfient. La gélose, en se solidifiant, emprisonne la
gélatine, et l'on a ainsi une véritable culture à l'abri de
l'air. En général, les tubes présentent, à partir du deuxième jour, de nombreuses colonies qui prennent peu à
peu du développement. La partie inférieure du tube se
trouve parfois liquéfiée. L'isolement des colonies, ayant
envahi la couche profonde, fait sur boîte de Marino, ne
nous a pas permis non plus de conclure à la présence de
germes tétaniques dans nos onze échantillons de gélatine ;
les inoculations faites avec les cultures pures contribuent
à bien établir ce point. Enfin, nous n'avons réussi à ca-

ractériser le vibrion septique que dans deux échantillons
de gélatine, alors que notre procédé l'avait mis en lumière
dans cinq. Rien d'étonnant à cela, si on considère que l'on
opère sur une quantité extrêmement réduite de matière.

Le procédé de Lévy et Bruns (40), qui nous a également
servi pour contrôler nos expériences primitives, n'a
pas eu plus de succès que le précédent pour nous amener à la découverte du bacille de Nicolaïer, que ces auteurs avaient caractérisé dans plusieurs échantillons de
gélatine. Des ballons contenant 100 cc. de bouillon de vian-
de stérilisé sont ensemencés avec 3 gr. de gélatine coupée
en menus fragments. On les porte à l'étuve à 37 degrés,
ils ne tardent pas à cultiver, et après le huitième jour
on les retire. Nous filtrons le contenu des ballons à la
bougie Pasteur-Chamberland, et nous inoculons 2 cc. de
filtrat à des cobayes. Un seul des quinze cobayes soumis à l'expérience a présenté, avec la gélatine française
E, de légers phénomènes d'intoxication, qui ont disparu
dès le cinquième jour. Nous avons déjà signalé les imper-
fections de ce procédé ; nous voyons une fois de plus
son insuffisance, puisqu'il ne nous a pas amené à la découverte du vibrion septique, pourtant si important, le
cobaye n'étant que peu ou pas sensible à l'action de sa
toxine. Du reste, pourquoi s'embarrasser inutilement
d'espèces aérobies, alors qu'on n'a en vue que la recherche des anaérobies.

En somme, nos conclusions ne concordent pas avec celles des auteurs ayant étudié bactériologiquement les gélatines en vue d'y déceler le tétanos. Nous n'avons pu
caractériser le dangereux bacille, mais est-ce à dire que
l'on puisse introduire sans précautions dans un organisme un sérum gélatiné préparé sans soins ? Ne devons-
nous pas redouter également la présence du bacille sep-

tique, qui peut engendrer des accidents funestes ? Sa fréquence, sa grande vitalité, sa virulence, doivent nous faire à jamais proscrire l'emploi de solutions de gélatine dont nous ne pouvons être sûrs au point de vue de la stérilisation.

En résumé, dans ce chapitre, nous avons vu que, contrairement aux affirmations de ceux qui avaient étudié bactériologiquement la gélatine, nous n'avons pu déceler le tétanos dans 15 échantillons de gélatines de diverses provenances : 4 échantillons renfermaient le vibrion septique ou bacille de la gangrène gazeuse, un contenait le tétragène. Les procédés de recherche du tétanos dans les gélatines commerciales, procédés préconisés par Lévy et Bruns, Schmiedicke, sont peu pratiques, n'étant pas faits pour des anaérobies vrais. La culture en bouillon ordinaire privé d'air, en présence d'un gaz inerte, l'hydrogène, convient parfaitement pour l'examen bactériologique des gélatines, si on lui adjoint, pour l'isolement des anaérobies, le procédé Marino.

CHAPITRE III

IMPORTANCE DU MICROBISME LATENT DANS L'ÉCLOSION DU
TÉTANOS APRÈS LES INJECTIONS DE SÉRUM GÉLATINÉ

Notre attention ne pouvait manquer d'être attirée par
la discordance existant entre nos expériences et les observations, trop nombreuses, hélas ! rapportant des cas
de tétanos à la suite d'injections sous-cutanées de sérum
gélatiné, et nous nous sommes demandés s'il ne fallait
pas voir dans ces cas une simple coïncidence, ou tout au
moins si nous ne devions pas penser que la gélatine n'é-
tait que la cause indirecte de l'apparition des phénomènes tétaniques. Loin de nous l'idée de mettre en doute
l'exactitude des faits rapportés par tous ceux qui ont touché à la question délicate de l'examen bactériologique des
gélatines, mais nous ne pouvons nous empêcher de constater la rareté des expériences qui ont porté sur les sérums si vite accusés par la clinique.

Nous savons qu'il existe un tétanos médical qui se développe en dehors de toute cause apparente et qui revêt
tous les caractères de la spontanéité. On avait admis, hypothèse facile, non justifiable de l'expérience, que la porte
de pénétration du bacille tétanique nous était inconnue
ou échappait à un examen, même attentif, et cela avait
suffi pour satisfaire la curiosité de nombreux auteurs. Or,
le refroidissement, la chaleur, des traumatismes sans

plaies (contusions, luxations, fractures sous-cutanées), peuvent être des causes d'apparition d'un tétanos absolument typique. Tous ces facteurs étant incapables de provoquer la maladie en l'absence de l'agent spécifique, il faut donc bien admettre que les tissus renfermaient quelque part des spores tétaniques demeurées inertes jusqu'au jour où intervient la cause favorisante, capable de réveiller leur activité. Ces théories ont été soutenues par VERNEUIL (56), BESSON, CANFORA, TAROZZI (54), VINCENT (61), VAILLARD (60), ROUGET, etc., dans leurs remarquables études sur le microbisme latent.

Comment se fait-il que nous portions à la surface de notre peau, à l'intérieur de nos glandes, dans toute la longueur et dans toutes les parties de notre tube digestif, des milliers et des milliers d'espèces pathogènes, qui vivent pendant des années sans amener le moindre accident spécifique ? C'est parce que ces hôtes dangereux n'ont pas trouvé le terrain favorable, c'est parce que les leucocytes, ces représentants de la police du corps, engagent contre eux une lutte acharnée, les repoussent sans cesse et leur opposent une infranchissable barrière. Vienne l'organisme à se trouver dans des conditions d'infériorité, que les leucocytes soient appelés en un autre point du corps, également menacé, et la maladie se déclare.

Ne pouvons-nous appliquer cette théorie, parfaitement établie, à la compréhension du tétanos spontané ? Et ne pouvons-nous aller plus loin en disant que la gélatine n'est pas la matière qui introduit les germes tétaniques chez le sujet, mais qu'elle les y rencontre déjà et ne fait que favoriser leur développement ? Nous sommes en droit de faire cette supposition, puisqu'un même sérum gélatiné introduit chez plusieurs malades ne produit le tétanos que chez l'un d'eux. En outre, nous avons des exemples de tétanos consécutif à l'emploi de sérum gélatiné, où malgré toutes les recherches effectuées, on ne put caractériser le bacille.

L'article de VINCENT (61), intitulé « *Le phénomène d'appel dans l'étiologie du tétanos. Contribution à l'étude du microbisme latent* », paru au cours de 1908, était bien fait pour donner une base à ces suppositions. Il est maintenant bien prouvé, depuis les travaux de VAILLARD (62), de VINCENT (61), de ROUGET (60), « *que les spores tétaniques prises dans les cultures et expurgées du poison qu'elles y ont élaboré, demeurent inoffensives lorsqu'on les injecte par milliers et par millions dans les tissus sains d'un animal, pourvu qu'elles y soient à l'état de pureté* » (1). Ces spores, privées de toxine, ne germent pas, ne produisent pas la maladie, parce que, sitôt après leur pénétration dans l'organisme, elles sont assaillies par les leucocytes qui les englobent, les isolent et ne tardent pas à les détruire. « Toutes, cependant, ajoutent ces auteurs, ne sont pas détruites, mais certaines, plus résistantes, ou plutôt prisonnières de cellules dont l'activité est affaiblie, conservent leur vitalité pendant un, deux et même trois mois. On a pu les retrouver dans les ganglions lymphatiques, la rate, la moelle osseuse ; elles offrent, sous cet état, un bel exemple de microbisme latent. » Or, ces spores engourdies, inoffensives pour l'organisme qui les renferme, peuvent être réveillées sous des influences diverses. La contusion, le broiement, la brûlure, un traumatisme violent, « préparent le lit à la fructification des spores ». Certaines substances chimiques, parmi lesquel-

---

(1) Brouardel et Gilbert. — Maladies communes à l'homme et aux animaux. Fasc. IV. Article Tétanos de Vaillard, p. 371.

les nous pouvons citer la quinine, la triméthyl amine, l'acide lactique, l'acide acétique, l'essence de térébenthine, jouent un rôle analogue, en amenant l'engourdissement ou la destruction des phagocytes, qui sont alors impuissants à arrêter la germination des spores. « Dans un travail publié en 1904, nous dit VINCENT, j'ai fait connaître que les injections de quinine, faites dans des conditions d'asepsie rigoureuse, peuvent néanmoins donner lieu, chez l'homme et chez l'animal, à l'éclosion d'un tétanos sévère, lorsque le sujet est porteur, à l'état latent, de spores tétaniques ; ces spores sont, en quelque sorte, appelées et fixées dans la région où a été injecté le sel de quinine. En ce point existe un foyer pseudo-membraneux et œdémateux, provoqué par l'influence nécrosante de la quinine ; les spores végètent facilement dans ces tissus, parfaitement mortifiés. » Pour bien dire, ce n'est pas un appel des spores au point mis en état d'infériorité par ces diverses expériences, c'est plutôt un appel et une fixation de leucocytes sporifères.

De toutes les expériences de VINCENT, il résulte que cette fonction d'appel s'exerce non seulement à l'égard de microbes récemment inoculés, mais encore de germes se trouvant, naturellement ou accidentellement, dans l'organisme, et en particulier dans l'intestin.

Les injections de gélatine ne peuvent-elles jouer un rôle analogue aux substances chimiques énumérées plus haut ? La gélatine, grâce à son état colloïdal, peut très bien provoquer un appel leucocytaire énergique, fixer à l'endroit de l'injection des phagocytes tétanifères et permettre aux spores engourdies de retrouver leur activité pour sécréter leurs toxines et faire éclore le tétanos.

Notre hypothèse s'est trouvée vérifiée par l'expérience, c'est-à-dire que nos recherches nous ont permis de constater qu'un cobaye inoculé avec des spores pures ne succombe que si on injecte dans une autre partie de son corps une solution de gélatine, celle-ci détournant les leucocytes de leur fonction phagocytaire et permettant aux spores d'arriver à maturité et de sécréter leurs toxines.

Quatre cobayes, d'un poids moyen de 650 grammes environ, sont inoculés avec 1/3 de cc. de culture tétanique sporulée, âgée de quelques jours, privée de toxines et de bacilles, par un chauffage à 70 degrés pendant 1/2 heure.

L'un des cobayes sert de témoin ; les autres reçoivent, dans une partie éloignée du point d'inoculation de la culture tétanique, des substances telles que : acide acétique, acide lactique, sérum gélatiné.

Respectivement, nous employons :

Pour le cobaye A : 1/3 cc. de culture tétanique. Témoin;

Pour le cobaye B : 1/3 cc. de culture tétanique plus 10 gouttes ac. acétique dans 10 gouttes H'O ;

Pour le cobaye C : 1/3 cc. de culture tétanique plus 5 gouttes ac. lactique dans 5 gouttes H'O ;

Pour le cobaye D : 1/3 cc. de culture tétanique plus 10 cc. de sérum gélatiné à 2 0/0.

Au bout de 36 heures environ, tous les animaux désignés par les lettres B C D présentent des signes évidents d'un tétanos typique et ne tardent pas à expirer dans un laps de temps très court. Le cobaye témoin reste indemne.

Nos expériences sont vérifiées par l'inoculation d'une culture tétanique virulente et sporulée, chauffée non plus à 70 degrés, mais à l'ébullition pendant trois quarts d'heure.

Deux cobayes sont inoculés. Un sert de témoin, l'autre reçoit une injection de 5 cc. de sérum gélatiné ; après 36 heures, ne présentant pas de symptômes tétaniques, on lui inocule de nouveau 10 cc. de sérum gélatiné, et il ne tarde pas à succomber avec des phénomènes tétaniques.

Insistons sur ce point que toutes nos injections sont faites avec des instruments parfaitement stérilisés, suivant une asepsie rigoureuse. Rasage des poils de la région, désinfection à la teinture d'iode, application de collodion après inoculation.

Il est donc intéressant et important de savoir que la gélatine, alors même qu'elle ne renferme pas de germes tétaniques, peut être la cause d'apparition d'un tétanos mortel, si elle est injectée à un animal porteur de spores.

En résumé, nous pouvons dire que la gélatine, à l'instar de diverses substances indiquées par les auteurs qui se sont occupés du microbisme latent : acide lactique, acide acétique, triméthylamine, huile de croton, quinine, etc., est capable de déterminer l'apparition de phénomènes tétaniques, si elle rencontre, dans l'organisme où on l'introduit, des spores à l'état de vie latente. Il serait donc exagéré de dire que chaque fois qu'il s'est produit un cas de tétanos après une injection de solution gélatineuse, c'est que ce produit devait inévitablement renfermer le bacille de Nicolaïer.

CHAPITRE IV

LE TÉTANOS EXISTE-T-IL DANS LES MATIÈRES PREMIÈRES ET PEUT-IL PASSER AU COURS DE LA FABRICATION DES GÉLATINES QUI EN DÉRIVENT?

Réhabilitée en partie par nos recherches et les résultats que nous avions obtenus, la gélatine n'en restait pas moins un produit à surveiller au point de vue du tétanos qu'elle pouvait renfermer. Les recherches de Lévy et Bruns, Anderson, Tuck, Schmiedicke, etc., malgré leurs conclusions opposées aux nôtres, ne devaient pas être perdues de vue.

Dans tous les cas, il était de toute nécessité d'avoir pour les usages médico-pharmaceutiques des gélatines aussi exemptes que possible de germes pathogènes et pour arriver à ce résultat, il était nécessaire d'étudier avec soin les diverses opérations qui concourent à la fabrication de la gélatine.

Il ne suffit pas pour remettre en état une machine endommagée, de changer l'organe intéressé, il faut encore connaître les causes de l'avarie pour pouvoir y remédier. et éviter un nouvel accident.

En un mot, quelle pouvait être la véritable origine du tétanos rencontré dans les gélatines ? Voilà la question que n'ont pas su se poser ceux qui ont étudié bactériologiquement les gélatines commerciales, voilà aussi l'idée directrice de ce chapitre.

Comme nous le montre l'expérience, le tétanos est très répandu dans le milieu extérieur. La terre, surtout dans ses couches superficielles, en renferme parfois en abondance, l'air par les poussières qu'il contient transporte souvent des spores sur tous les objets soumis à son contact, l'eau elle-même est contaminée par cette bactérie comme l'ont récemment prouvé les expériences de VAILLARD qui la caractérisa sur les bougies ayant servi à filtrer l'eau de Seine. Il n'est donc pas irrationnel de penser que la gélatine au cours de sa préparation ne vienne à se contaminer et qu'elle n'arrive à produire les accidents que nous savons, ou bien nous pouvons encore voir dans ses origines mêmes la cause de sa pollution par les germes pathogènes du tétanos ou du bacille septique.

Les procédés de fabrication des colles et gélatines, tenus secrets pendant de longues années, sont, à l'heure actuelle, assez bien connus au moins dans leurs grandes lignes. Nous savons d'après LAUTH, l'auteur de l'article « Gélatine » du Dictionnaire de WURTZ, que la gélatine tire ses origines de sources différentes. Une des principales matières utilisées dans l'industrie pour son extraction est constituée par un produit nommé « carnasse », formé par des résidus de tanneries. Les peaux destinées à la mégisserie, avant de subir la grande opération du tannage, sont dépouillées avec beaucoup de soin de tous les débris charnus qui y sont encore adhérents. Tous ces résidus joints aux rognures de peaux qui ne pourraient donner un cuir présentable, sont réunis sous la même dénomination de « carnasse », et envoyés dans des fabriques spéciales où, grâce à un traitement approprié, elles seront converties en colle ou en gélatine, ces deux produits différents n'ayant qu'une seule et même origine.

A côté des matières premières fournies par les tanneries, s'en trouvent d'autres provenant des abattoirs. Parmi elles se trouvent les « patins », gros tendons des jambes du bœuf ; on y ajoute parfois les sabots des chevaux ou des ruminants, la substance poreuse et molle qui se trouve dans les cornes, les os de diverses parties du corps, tous les abats, des matières tendineuses qui sont habituellement appelées nerfs. Ces débris proviennent en grande partie des établissements d'équarrissage ou des abattoirs municipaux.

Enfin, citons encore comme matière gélatinigène les os employés par tant d'industries diverses. Essentiellement, ils se composent de deux parties principales qui sont :

1° Une partie minérale ;
2° Une partie organique azotée, l'osséine.

C'est cette dernière qui fournit la gélatine. On se débarrasse, par traitement à l'acide chlorhydrique, de la partie minérale destinée à d'autres usages et la partie azotée est convertie en gélatine.

La présence des spores tétaniques est expliquée par Tuck de la façon suivante :

« Cette rencontre fréquente des spores tétaniques dans la gélatine est due au mode de fabrication qui consiste essentiellement dans le traitement des os et des cartilages par l'acide chlorhydrique et dans l'extraction de la masse gélatineuse par l'eau chaude à une température ne dépassant pas 80 degrés. Il est très facile de comprendre combien de germes pathogènes peuvent se rencontrer dans les cartilages ou les os, soit pendant la vie de l'animal, soit après sa mort alors qu'ils restent sur le sol des mois entiers. »

Rien d'étonnant donc à ce que les matières premières

ne soient, de par leur nature même, le véhicule de germes pathogènes. On se souvient du rôle important que fit jouer VERNEUIL (57-58) au cheval dans la propagation du tétanos. Il avait été conduit à formuler cette opinion par la multiplicité des observations qui lui avaient été rapportées. A cet égard, Verneuil a rangé sous quatre chefs les origines équines du tétanos chez l'homme :

1° Tétanos à la suite de blessures faites par des chevaux ;

2° Tétanos chez des blessés en rapport avec des chevaux tétaniques ;

3° Tétanos chez des hommes en rapport avec des chevaux par leur profession ;

4° Tétanos chez des hommes en contact avec la terre qui reçoit des déjections de chevaux.

Un fait d'expérimentation propre à confirmer sa théorie est la constatation des accidents tétaniques, plus nombreux dans la cavalerie que dans l'infanterie. Un tableau. déjà assez ancien, dressé par RÉGNIER, donne comme moyenne de tétaniques pour 100.000 hommes des diverses armes :

Infanterie, 0.85 ;
Cavalerie, 2,15 ;
Artillerie, 1.05.

Les conclusions de VERNEUIL, séduisantes au premier abord, ne sont pas à l'abri de toute critique. S'il est vrai que le tétanos se rencontre chez le cheval, il ne faut pas en conclure que ce n'est que par cet animal seul qu'il peut être transmissible à l'homme.

Les expériences de SANCHEZ TOLEDO et de VEILLON (50), effectuées sur les excréments du cheval et de la vache, ont été positives pour ces deux espèces animales et on serait tout aussi en droit de dire qu'il est d'origine bo-vine.

D'ailleurs, ce qui tend encore plus à montrer que ce n'est pas une maladie propre au cheval, c'est que les expériences ont été positives avec les excréments d'ani-maux sains. Les grands quadrupèdes domestiques : che-val, vache, bœuf, âne, etc., se trouvent en contact conti-nuel avec des terrains tétanigènes, ils absorbent des ali-ments végétaux souvent souillés de terre ; il est tout aussi admissible de penser à la vieille théorie de l'origine tel-lurique du bacille de Nicolaïer et de ne faire du cheval qu'un instrument de dissémination et de propagation in-directe, plutôt que de l'accuser d'être le véritable agent de contamination.

D'ailleurs, cette discussion sur la véritable genèse du tétanos ne change en rien la façon dont ce bacille peut passer, des matières premières utilisées par l'industrie, à la gélatine qui est livrée pour les usages pharmaceuti-ques. Que celle-ci soit faite essentiellement de déchets va-riés provenant du cheval ou provenant d'autres animaux, il n'en est pas moins vrai que ces débris étant restés long-temps sur le sol, exposés à l'air, il pourra très bien se faire qu'ils renferment des spores tétaniques.

Une série d'expériences a été faite par nous au labo-ratoire, dans le but d'isoler le bacille de Nicolaïer des produits variés généralement utilisés par les usines de colles.

Pour cela, nous avons recueilli à l'abattoir une série d'organes tels que : os, rognures de peau, sabots de rumi-nants, tendons provenant de différents animaux récem-ment abattus. Ces débris sont reçus dans un vase stéri-lisé et transportés au laboratoire. Là, nous ajoutons au tout une certaine quantité d'eau stérilisée et nous met-

tons à digérer au bain-marie, à une température qui ne
dépasse pas 50°. On laisse la digestion s'opérer pendant
trois quarts d'heure. Au bout de ce temps, on filtre et on
porte une certaine quantité du liquide obtenu dans du
bouillon stérile renfermé dans un ballon où on fait le
vide. On met à l'étuve à 37° pendant cinq à six jours.

En même temps que l'on fait cette culture, deux cobayes sont inoculés par voie sous-cutanée chacun avec 2
centimètres cubes du liquide filtré provenant de notre ma-
cération. Ils présentent seulement une élévation de température assez marquée, l'un d'eux fait même un abcès,
mais tous les deux se remettent assez vite.

Le ballon mis à l'étuve trouble très rapidement en donnant un abondant précipité floconneux. Il y a dégagement
abondant de gaz, la culture possède une odeur de matière
putréfiée.

On prend 1 cc. de cette culture que l'on inocule par voie
sous-cutanée à des cobayes, aucun ne succombe, mais ils
présentent avec des phénomènes thermiques très accen-
tués des abcès étendus, amenant le décollement des tissus
avoisinant le lieu d'inoculation.

En même temps que nous pratiquons nos inoculations,
nous isolons nos colonies du bouillon sur boîte de Marino
et en tube de gélatine par dissémination dans le milieu
préalablement liquéfié.

De nombreuses colonies se développent rapidement
dans les deux cas, mais ni l'aspect des cultures, ni l'examen direct des colonies après coloration ne laisse apercevoir de bacilles tétaniques. Ajoutons que, parmi ces
colonies, un grand nombre liquéfie la gélatine. Ce sont des
anaérobies vraies.

De ce que nous n'avons pas trouvé de tétanos, ni de vibrion septique, nous ne pouvons conclure qu'ils n'existent

pas dans les déchets d'abattoirs utilisés pour la fabrication de la gélatine. Nous devons nous empresser de dire que nos expériences ont porté sur des substances fraîches provenant d'animaux récemment abattus, et qui, par conséquent, n'avaient pas eu le temps d'être trop contaminés par la terre sur laquelle elles sont habituellement déposées ou par les poussières de l'air.

Le problème se pose alors de cette façon pour nous : Si les matières premières utilisées dans l'industrie des gélatines sont souillées par les germes pathogènes du tétanos ou du vibrion septique, ces germes peuvent-ils subir tous les stades de la fabrication sans être altérés et peuvent-ils se retrouver dans le produit définitif : la gélatine ?

Rappelons rapidement les opérations industrielles qui président à la confection de la gélatine commerciale.

Deux méthodes sont ordinairement employées. L'une consiste à faire digérer la « carnasse » ou les débris d'abattoirs pendant un temps plus ou moins long dans un appareil qui n'est qu'un perfectionnement de la marmite de Papin, l'autre plus particulière aux os détruit la matière minérale de l'os au moyen de l'acide chlorhydrique et laisse l'osséine qui sera ensuite soumise à l'action de l'eau dans la marmite-autoclave. Le premier procédé, de beaucoup le plus important et le plus utilisé de nos jours, nous retiendra seul.

Un lavage à 60° a débarrassé les matières premières de toutes les substances étrangères qu'elles portaient, des machines en effectuent le broyage et le tout est porté à 130-135° dans l'autoclave où s'opère la dissolution de la gélatine dans l'eau. Après refroidissement, le suif qui surnage le bouillon est retiré par décantation. On évapore ensuite le bouillon gélatineux à une température aussi basse que possible et qui ne dépasse pas dans tous les cas 75 degrés. La méthode de YARYAN, appliquée à cette opération se fait en vase clos et prévient toutes les causes de contamination extérieure. Le bouillon amené à concentration voulue est clarifié par simple repos à 60 degrés ou par l'acide sulfureux, ou encore par l'alun quand on veut obtenir des gélatines plus blanches et plus pures. On coule dans des moules, on découpe en plaques qui sont portées dans de grandes chambres-étuves où s'effectue la dessiccation.

Le séchoir, partie importante de l'outillage, est constitué par de grandes chambres à l'entrée et à la sortie desquelles se meuvent de puissantes hélices destinées au renouvellement rapide de l'air qui est chauffé dans les chambres par d'énormes calorifères donnant une température allant de 15 à 75 degrés. Des cheminées de gros calibre s'ouvrant à l'air libre complètent ce système d'aération. D'une chambre, la gélatine passe dans une autre, à température un peu supérieure et la dessiccation s'effectue enfin dans une dernière étuve à 75 degrés.

Certainement, le bacille du tétanos n'a guère pu résister à ces opérations et, en particulier, à l'action de la vapeur d'eau à 135 degrés dans la marmite de Papin. Une solution aqueuse de gélatine ensemencée largement avec quelques centimètres cubes d'une culture tétanique en pleine activité, n'a pu nous donner de colonies tétaniques sur boîte de Marino, après un chauffage à 134 degrés, pendant 15 minutes. L'inoculation au cobaye est demeurée négative.

Mais ne pouvait-il se faire que la contamination de la gélatine soit postérieure aux manipulations de l'extraction ? En un mot, au moment du séchage, l'air extérieur plus ou moins chargé de poussières et de débris de toutes sortes, ne pourrait-il pas, au cours de son passage dans les chambres largement ouvertes, abandonner des spores tétaniques contenues dans les particules de terre qu'il renferme ? Ces spores tétaniques s'incrustant dans les plaques de gélatine pourraient continuer à vivre et se retrouveraient alors dans les sérums mal stérilisés.

Cette hypothèse nous a paru assez séduisante puisqu'elle peut expliquer en même temps et la présence du tétanos, signalée par les auteurs, et celle du vibrion septique, mise en lumière au cours de nos recherches personnelles.

Empressons-nous de dire que l'industrie des gélatines, de jour en jour plus prospère, fait usage maintenant de méthodes parfaites utilisant les derniers perfectionnements. Les différents appareils nécessaires à cette fabrication sont tenus dans un grand état de propreté ; c'est une des conditions capitales qui évite l'envahissement des bouillons gélatineux par tous les micro-organismes qui pourraient nuire à la beauté et à la parfaite conservation du produit. Il est très logique de penser que le tétanos ou le vibrion septique, ou tout autre microbe pathogène, contenu dans les déchets des abattoirs, ne peut passer après ces soigneuses manipulations, dans la gélatine livrée par ces usines.

Nous avons voulu montrer dans ce chapitre que le tétanos n'est pas aussi fréquent qu'on veut bien le dire dans les matières premières employées par l'industrie des colles et gélatines. De par les méthodes utilisées pour la transformation des débris animaux en gélatine, il n'est guère admissible de penser que le tétanos ou le vibrion septique résistent à un passage de quelques minutes à

l'autoclave, à 135°. Il serait plus logique de supposer que
la pollution des gélatines se fait par les poussières de
l'air introduit dans les chambres à dessiccation, quand
l'outillage n'est pas assez perfectionné.

CHAPITRE V

Les sérums gélatinés. — Etude des différents modes de stérilisation préconisés. — Choix d'un procédé pratique et sur de stérilisation.

Des diverses recherches effectuées par les auteurs qui ont étudié bactériologiquement la gélatine et de nos expériences personnelles doit-on crier haro sur les sérums gélatinés ? Doit-on conclure au bannissement immédiat de ce produit dont la valeur thérapeutique a été maintes et maintes fois démontrée ? Il ne faut pas en cette occasion être « plus royaliste que le roi ».

S'il est vrai que l'emploi de la gélatine puisse parfois causer des accidents mortels: tétanos ou gangrène gazeuse, n'existe-t-il pas un moyen de se mettre à l'abri de ces méfaits ?

Malgré que nous ayons constaté que les sérums gélatinés pouvaient réveiller l'activité des spores tétaniques endormies dans l'organisme, il ne faudrait pas taxer de superflues les précautions rigoureuses de stérilisation qui doivent dans tous les cas présider à la confection des sérums physiologiques. Il est rationnel de penser, que dans la grande majorité des cas, le tétanos s'est déclaré à la suite de l'administration d'un sérum mal ou pas stérilisé. Certaines observations réunies dans le chapitre du début nous rapportent que le sérum a été fait par simple solu-

tion de gélatine ordinaire dans de l'eau stérilisée tiède ;
d'autres nous montrent que la préparation demandée au
pharmacien a été livrée trop rapidement pour avoir pu
être stérilisée convenablement.

Krause a catégoriquement formulé son opinion à ce sujet : « Je crois pouvoir affirmer, nous dit-il, que dans tous
les cas d'infection tétanique, on avait employé une solution incomplètement ou pas stérilisée. » Il est nécessaire,
si l'on veut avoir un produit inoffensif, de faire agir sur
les spores tétaniques ou sur celles du vibrion septique, de
résistance à peu près égale, une chaleur suffisante et appliquée dans des conditions bien déterminées.

On sait, en effet, que les spores de ces deux variétés microbiennes peuvent résister :

6 heures, à une chaleur de 80° ;
1 heure, à une chaleur de 90° ;
1/4 heure, à une chaleur de 100° ;
5 minutes, à une chaleur de 115° ;
3 heures, à une chaleur sèche dépassant 120°.

Il n'est pas étonnant que, dans ces conditions, on ait eu à
déplorer des accidents dus soit au tétanos, soit à sa toxine,
beaucoup moins résistante, suivant Knud Faber (21),
mais capable cependant de provoquer des phénomènes
d'intoxication, même après un chauffage de plusieurs minutes à 65°.

Restait à trouver un mode de stérilisation aussi parfait
que possible. Il était nécessaire de s'adresser à une méthode qui n'affaiblisse en rien les propriétés que l'on était
en droit d'exiger de la gélatine.

Mais avant d'aborder cette question, il est nécessaire
d'exposer les diverses hypothèses qui ont été formulées
pour expliquer l'action de la gélatine sur le sang.

5

DASTRE et FLORESCO (15), qui se sont occupés les premiers de l'action hémostatique de la gélatine ont conclu à une coagulation vraie d'ordre chimique et non à une gélification du sang. L'injection intraveineuse de propeptones ou de protéoses, rend le sang incoagulable ; la gélatine, d'après ces auteurs, jouirait de propriétés opposées et amènerait alors la coagulation par un mécanisme analogue.

Pour LANCEREAUX (37), son action serait due tout simplement à la propriété que les solutions de gélatine, même étendues ont de se prendre en une gelée plus ou moins consistante. Elles augmenteraient la viscosité du sang.

LABORDE pense que les fines particules de gélatine agissent comme corps étrangers. Mêlées au sang, elles en augmentent la cohésion et favorisent son épaississement.

D'après ZIBELLE, la teneur en chaux de la gélatine expliquerait seule son pouvoir coagulant.

GLEY conclut que les propriétés hémostatiques de la gélatine sont dues à sa teneur en chaux et à sa fonction acide.

Pour CARNOT (10-11), ce corps augmenterait la vitesse de sécrétion de la plasmase, ce serait en quelque sorte une action indirecte que la gélatine exercerait sur les éléments constitutifs du sang, action qui tendrait à augmenter la quantité de ferment coagulant.

Enfin, ces dernières années, une théorie nouvelle et séduisante a pris naissance. Elle tendrait à établir que la gélatine doit ses propriétés à son état colloïdal. Il est nécessaire de voir à laquelle de ces opinions il convient de se rallier avant de donner les principes généraux qui doivent présider à la stérilisation des sérums gélatinés. Certains praticiens prétendaient, en effet, qu'un chauffage trop énergique rendait de telles solutions absolument inactives et ils basaient leurs affirmations sur ce fait bien connu, que les solutions de gélatine portées à trop haute température ne se solidifient plus.

Mais la gélatine doit-elle sa valeur au pouvoir qu'elle a de se prendre en gelée ? Assurément non, car on sait que les solutions de ce produit restent liquides aux températures ordinaires lorsqu'elles contiennent moins de 1/100. Or, même avec des doses plus faibles de gélatine, le sang subit encore une coagulation énergique, son action n'est pas due non plus au chlorure de calcium qu'elle contient en trop faible quantité (environ 0,04 pour 200 cc. de sérum), ni à son acidité qui ne dépasse pas généralement 0 mgr. 150 par litre, exprimés en acide sulfurique.

Dans de telles conditions, un chauffage, même énergique, ne peut nuire à l'activité des sérums gélatinés, c'est ce qui semble ressortir des expériences de FORSTER et de ses élèves. DASTRE lui-même nous enseigne que le passage d'une solution de gélatine à l'autoclave à 120°, pendant un temps assez long, ne modifie pas sensiblement la constitution de la gélatine et, par conséquent, ne change pas ses propriétés hémostatiques.

Il existe peu de procédés officiels de la stérilisation des sérums gélatinés. Les diverses pharmacopées ne donnent pas encore la technique à employer pour rendre ce milieu complètement stérile et pour permettre aux praticiens de compter sur ce médicament.

Le CODEX FRANÇAIS de 1908 donne pour formule du sérum gélatiné :

> Gélatine, 10 grammes ;
> Chlorure de sodium, 7 grammes ;
> Eau distillée, q. s. pour 1.000 cc.

On fait dissoudre à chaud la gélatine dans le sérum physiologique, on porte à l'autoclave à 110° pendant dix minutes. Le sérum est alors filtré, puis on lui fait subir une nouvelle stérilisation à 110° pendant dix minutes.

La Pharmacopée Suisse de 1907 donne une méthode extrêmement précise, ne laissant dans l'ombre aucun détail. « Prenez, nous dit-elle, plusieurs échantillons de gélatine à examiner et faites-en une solution à 20 p. 100. Injectez 4 à 5 cc. de cette solution à quelques cobayes. Si ces animaux meurent du tétanos, la gélatine doit être rejetée.

» Préparez avec d'autres échantillons une gélatine nutritive à 10 p. 100, répartissez cette gélatine dans des tubes dont vous souderez l'ouverture après en avoir retiré l'air au moyen d'un appareil à faire le vide et que vous laisserez dans l'étuve pendant 8 à 10 jours, à une température de 37 degrés.

» Injectez par voie sous-cutanée à des cobayes 1 cc. de chaque tube. Si ces essais ou l'examen bactériologique révèlent la présence des germes du tétanos, la gélatine doit être rejetée.

» Après avoir soumis la gélatine à ces essais, on la dissout dans la solution physiologique de chlorure de sodium dans la proportion de 1 pour 10, puis on chauffe la solution, on la filtre et on la répartit dans des tubes de 10 à 100 cc. de capacité. Ces tubes sont ensuite stérilisés à l'autoclave à 100° trois jours de suite et quinze minutes chaque jour. Entre les séances de stérilisation, les tubes sont placés à l'étuve à 37°.

» Après la dernière stérilisation, les tubes sont de nouveau placés à l'étuve à 37°. Les tubes dans lesquels se développe une végétation microbienne doivent être éliminés. Après quelques mois, choisissez au hasard quelques tubes dont vous injecterez par voie sous-cutanée 5 cc. à des cobayes ou 0 cc. 5 à des souris ; si les animaux restent

indemnes, la solution de gélatine peut être considérée comme stérile et peut être utilisée. »

Le Codex Autrichien nous dit que l'on ne doit jamais
délivrer une solution de gélatine sans l'avoir stérilisée,
mais ne précise ni la quantité de gélatine à employer pour
le sérum, ni le mode de stérilisation dont on doit faire
usage.

Krause, dans son article sur la présence du tétanos
dans les gélatines commerciales, donne pour formule du
sérum qu'il emploie dans son service :

> Gélatine blanche, 1 à 5 gr.
> Chlorure de sodium, 0 gr. 50 ;
> Eau, 100 grammes.

La stérilisation qu'il préconise et grâce à laquelle il n'a
plus d'accidents, nous dit-il, consiste à faire passer le
sérum filtré à l'autoclave à 100° cinq jours de suite, pendant demi-heure chaque fois. Les germes pathogènes sont
complètement détruits et l'on peut compter sur un médicament absolument stérile.

Tuck rapporte que, d'après ses expériences, un chauffage à 120° pendant dix minutes est suffisant pour tuer
tous les germes pathogènes de la gélatine, en particulier
le tétanos, et les empêcher de provoquer les graves désordres qu'on leur a reprochés.

Lancereaux et Paulesco, qui s'étaient les premiers mis
en avant pour faire accepter l'emploi des sérums gélatinés
par le corps médical, avaient donné comme formule :

> Gélatine blanche, 4 à 5 grammes ;
> Solution de chlorure de sodium à 7 p. 1.000, 200 gr.

Carnot, un des promoteurs aussi de l'emploi de cette
substance comme hémostatique, conseille de ne pas dé-

passer pour la stérilisation une température supérieure à 115°.

Pour Roux, le sérum porté à 110° pendant 30 minutes offrirait toutes les garanties possibles et serait toujours exempt de germes tétaniques. Tel n'est pas l'avis de l'ACADÉMIE DE MÉDECINE, qui recommande de pousser la température jusqu'à 115° et de la maintenir pendant 30 minutes (Acad. médecine, 30 juin 1903).

D'après DAMIANOS et HERMANN, un chauffage à 100° dans la vapeur d'eau, pendant trois heures, serait insuffisant pour mettre à l'abri d'accidents tétaniques. S'inspirant des idées émises au sujet de la tyndallisation, ZUPNICK pense qu'une stérilisation par chauffages répétés trois ou quatre fois de suite à un jour d'intervalle et à une température relativement basse, 60 à 75 degrés par exemple, pendant une heure chaque fois, offrirait plus de sécurité qu'un chauffage unique à une température très élevée.

MERCK ne se sert pour ses gélatines pharmaceutiques, que de celles obtenues avec des pieds de veaux frais que l'on fait bouillir dans l'eau. La stérilisation est faite deux jours de suite à 120° pendant une heure. Avec le produit obtenu, on fait des injections à des cobayes ; s'ils restent en bonne santé, le produit peut alors être livré en toute sécurité pour les usages pharmaceutiques.

Pour LASZLO-DEUTSCH, le plus sûr moyen d'avoir une gélatine parfaitement stérilisée, consiste à ajouter au sérum gélatiné, préparé suivant la formule classique, une petite quantité de bacillus subtilis, qui est plus résistant que le tétanos à l'action de la chaleur. On soumet alors le sérum à une stérilisation dépassant 100° à l'autoclave, on répartit dans des récipients que l'on porte à l'étuve pendant deux ou trois jours. Au bout de ce temps, tout sérum n'ayant pas donné naissance à des colonies peut être employé sans danger, car si le bacille subtilis a été détruit, le bacille du tétanos l'aura été aussi à plus forte raison.

Certains auteurs ont recommandé, pour priver la gélatine de ses germes pathogènes, de lui adjoindre des antiseptiques ; c'est ainsi qu'on a préconisé l'acide phénique, le sublimé, etc. Il faut reconnaître que cette méthode est loin de donner des résultats satisfaisants ; comme l'ont montré BOSSANO et STEULLET (3), il faut des quantités énormes d'antiseptiques, pour amener la stérilisation d'un milieu tétanifère, quantités qui, introduites dans l'organisme avec le sérum, ne tarderaient pas à engendrer des accidents toxiques redoutables.

PENSUTI, s'inspirant de ces idées, utilisa pour la stérilisation de la gélatine l'action combinée de l'acide phénique et de la chaleur humide à 100°, maintenue pendant quelques minutes. Mais ici, l'acide phénique devait à son avis jouer un double rôle, celui d'antiseptique et d'antagoniste de la toxine tétanique, l'école italienne, à la tête de laquelle se trouvait BACELLI, ayant préconisé comme traitement spécifique du tétanos la cure à l'acide phénique.

FALCIONI (23), qui fit toute une série d'expériences très bien conduites, pour arriver à priver la gélatine des germes tétaniques, étudia les modes de stérilisation généralement adoptés. Pour cet auteur, les conditions de vitalité du bacille du tétanos étant bien différentes, suivant qu'on s'adresse à un bouillon de culture ordinaire ou à un produit tel que la gélatine en solution aqueuse ou additionnée de chlorure de sodium, il y avait lieu d'étudier spécialement le pouvoir végétatif des spores tétaniques en présence de cette substance à propriétés particulières.

D'après lui, les antiseptiques altéreraient la gélatine et

pourraient provoquer des accidents toujours très graves.

La chaleur sèche, pour être efficace, devrait être poussée au moins jusqu'à 120 ou 150 degrés, et encore il pourrait se faire que les germes inclus dans l'intérieur des plaques de gélatine ne se ressentent pas de cette température pourtant considérable.

La stérilisation par la chaleur humide à l'air libre devrait pour porter ses fruits, être faite à une température de 100°, agissant pendant au moins trois heures.

Les résultats obtenus avec la chaleur discontinue basée sur le principe de la germination des spores et de la destruction plus facile des bacilles qu'elles ont engendrés, ne sont pas non plus bien merveilleux.

Le sérum gélatiné est, en effet, de l'avis de FALCIONI, un milieu de culture assez peu propice à cette évolution et les spores destinées à assurer la conservation de l'espèce n'arrivent qu'avec peine à maturité. Les expériences qu'il a entreprises lui ont montré que les sérums restaient septiques après trois stérilisations coupées d'autant de passages à l'étuve.

La méthode de choix serait donc la stérilisation dans la vapeur d'eau sous pression, et il est regrettable qu'elle n'ait pas été plus souvent utilisée. Avec ce procédé, il suffirait de faire passer le sérum à l'autoclave à 130° pendant 30 minutes. On ne peut cependant donner de règles fixes, car la température doit être plus forte à mesure que la teneur du sérum en gélatine augmente. Ce chiffre de 130° pendant 30 minutes a été donné par FALCIONI pour le sérum habituellement employé, contenant 2 p. 100 de gélatine et 0,70 p. 100 de chlorure de sodium.

Ainsi, de toute la littérature concernant la stérilisation des sérums gélatinés, deux groupes de méthodes peuvent être distingués. Dans le premier se rangent les méthodes utilisant un chauffage unique dans la vapeur d'eau à l'air libre ou sous pression ; dans le second se trouvent celles qui utilisent un chauffage très modéré, mais répété souvent, à des intervalles variables.

Parmi ces méthodes, laquelle doit-on choisir ? En un mot, quel est le moyen le plus simple et en même temps le plus sûr pour arriver à aseptiser ces solutions de gélatine tombées un peu en discrédit à la suite des méfaits qu'on leur a imputés.

Il semblerait que, pour rendre inoffensif le milieu gélatiné, point n'est besoin d'avoir recours à un chauffage excessif. Comme BESSON l'a montré pour le vibrion septique, comme VAILLARD et VINCENT l'ont indiqué pour le bacille de Nicolaïer, les spores pures, privées de toxine, n'engendrent jamais d'accidents spécifiques. Ces auteurs, en effet, ont montré que si l'on inoculait, même en très grande quantité, des spores chauffées à 65 degrés, pour détruire la toxine, on n'observait pas de troubles chez les animaux les plus sensibles à l'action du tétanos ou du vibrion septique. Et pourtant, ces spores n'ont pas perdu leur virulence, puisque, ensemencées dans du bouillon, elles donnent des cultures très toxiques. Il est parfaitement démontré que ces redoutables « microbes » ne pullulent pas dans l'organisme où on les introduit, mais, au contraire, y disparaissent assez vite par suite de l'afflux considérable au point d'inoculation de leucocytes, produisant une phagocytose énergique.

Un chauffage de quelques minutes à 80°, au moment de l'emploi, paraîtrait donc suffisant pour mettre à l'abri de toute affection, tétanique ou autre, puisque ce chauffage aurait annihilé complètement les effets des toxines formées.

Et cependant, si on injecte au cobaye un sérum tétanisé ou contenant du bacille septique porté à 65 degrés pendant 30 minutes, c'est-à-dire privé de toxine, comme on peut s'en rendre compte par une inoculation témoin faite avec le sérum filtré à la bougie, l'animal ne tarde pas à succomber. On a cru longtemps qu'il se faisait dans l'organisme une véritable culture anaérobie sur gélatine, que les spores pouvaient, par conséquent, germer en terrain favorable, à l'abri de l'air, et produire de nouvelles quantités de toxines. Or il résulte, comme on l'a vu plus haut, des recherches intéressantes de BESSON, de VAILLARD et de VINCENT, que les spores pures de ces deux espèces microbiennes, introduites par voie sous-cutanée dans l'organisme, se développent si on a la précaution d'injecter en même temps qu'elles des produits tels que : acide lactique, acétone, triméthylamine, etc., et ils expliquent ce fait par les propriétés de chimiotaxie négative de ces corps. Les leucocytes, qui se précipitent en défenseurs de l'organisme au-devant des spores qui viennent de l'envahir, sont arrêtés dans leur marche par de telles substances ; les spores peuvent alors accomplir tous les stades de leur évolution et engendrer leurs poisons, d'où mort de l'animal.

Nous avons vu, dans un précédent chapitre, comment cette théorie chimiotactique a été abandonnée par VINCENT pour être remplacée par une autre, vérifiée en tous points par l'expérience, admettant que « l'irritation locale, mécanique, destructive ou toxique constitue l'incident occasionnel capable de fixer et de vivifier un germe endormi ». Nos expériences nous ont montré également que la gélatine introduite par voie sous-cutanée était une cause favorable à l'éclosion des spores du tétanos.

Rien d'étonnant alors que, pour se mettre à l'abri d'accidents de ce genre, il ne soit pas suffisant de chauffer un sérum gélatiné à 65-75°, mais qu'on doive encore détruire par une température plus forte les spores et les bacilles qu'il pourrait contenir. Tout ce que nous disons pour le microbe de Nicolaïer peut être répété pour le vibrion septique.

Nous avions à répondre à deux questions :

1° Recherches sur la valeur des divers procédés de stérilisation des solutions gélatineuses ;

2° Choix d'un procédé rapide et simple pour assurer la stérilisation parfaite des sérums gélatinés.

Dans toute la série de nos expériences, instituées pour juger les modes opératoires préconisés, soit par les pharmacopées, soit par les auteurs qui s'étaient attachés à tirer au clair cette question, nous nous sommes mis dans les conditions exactes où s'étaient placés ces auteurs, respectant scrupuleusement les formules et la technique. Nos sérums une fois préparés et portés à la température de 134° pendant un quart d'heure, nous nous assurons qu'ils sont parfaitement stériles, puis nous ensemençons les tubes qui les contiennent avec quelques gouttes de culture tétanique âgée de quatre jours, renfermant beaucoup de spores. Nous appliquons alors nos différents procédés de stérilisation et nous recherchons si le tétanos a été ou non détruit.

Seuls les procédés du Codex Suisse, de Falcioni, peuvent être déclarés suffisants, encore qu'ils ne soient pas à l'abri de toute critique.

Des inoculations expérimentales et des cultures sur boîte de Mariro nous ont permis de justifier ces assertions.

Le tableau suivant donnera une idée des résultats obtenus :

Codex Français : sérum 1 0/0, 2 chauffages à 110 degrés, 10 minutes. Le tétanos résiste.

Codex Suisse : sérum 10 0/0, 3 stérilisations à 100 degrés un quart d'heure, après recherches bactériologiques sur la gélatine employée. La gélatine tétanisée est toujours reconnue.

Krause : 1 à 5 0/0, 5 stérilisations à 100 degrés, 1/2 heure. Tétanos résiste parfois.

Tuck : stérilisation à 120 degrés, 10 minutes. Le tétanos résiste.

Carnot : stérilisation à 115 degrés, un quart d'heure. Le tétanos résiste.

Roux : stérilisation à 110 degrés, 1/2 heure. Le tétanos résiste.

Zupnick : Tyndallisation entre 60-75°. Le tétanos résiste.

Pensuti : stérilisation à 100 degrés, plus action de l'acide phénique. Le tétanos résiste.

Falcioni : sérum à 2 0/0, stérilisation à 130 degrés, 1/2 heure. Tétanos est détruit.

La température que fixe la PHARMACOPÉE SUISSE serait insuffisante pour amener la destruction des germes du tétanos dans un sérum aussi chargé en gélatine ; cependant, les opérations préalables que recommande d'effectuer cet ouvrage, suffisent pour faire rejeter une gélatine suspecte. Très beaux en théorie, il faut reconnaître que les essais préliminaires que fixe avec tant de précision le formulaire légal helvétique, ne peuvent, en pratique, être poursuivis par le pharmacien. En plus de l'autoclave, qui se trouve maintenant dans presque toutes les pharmacies, il serait exigé, pour les recherches sur les gélatines : une étuve à gaz, une trompe à eau pour faire le vide, plusieurs lots de cobayes pour les inoculations,

enfin les instruments et appareils nécessaires pour l'isolement, la culture, la caractérisation des germes qui pourraient souiller les gélatines. Or, on ne peut demander au
praticien d'avoir à sa disposition un laboratoire complet pour la bactériologie, pas plus qu'on ne peut exiger
qu'il monte un laboratoire de chimie pour la préparation
de ses médicaments ou pour l'analyse de tous les produits qu'il ne prépare pas lui-même. Du reste, ces recherches demandent un peu de délicatesse ; elles supposent
une certaine pratique du laboratoire ; elles ont le grand
inconvénient de n'avoir pas été instituées pour tous les
pharmaciens, mais pour des spécialistes au courant de la
technique bactériologique. Dans une dernière critique,
nous dirons que ces trop longues manipulations interdi-
sent au pharmacien de livrer rapidement un sérum gélatiné de formule différente de celle inscrite au Codex, ou,
dans ce cas, ils s'exposent à des accidents s'ils se basent
sur cette température de 100 degrés.

Le procédé préconisé par KRAUSE donne parfois de bons
résultats, surtout quand la teneur en gélatine du sérum
n'est pas supérieure à 3 0/0. Les opérations sont aussı
trop longues pour que nous puissions considérer ce procédé comme très pratique.

Seule, une stérilisation à 130 degrés pendant 30 minutes, comme l'a trouvé FALCIONI, amène la destruction com-
plète des spores tétaniques. Devant l'imperfection de
ces méthodes, nous avons recherché dans quelles conditions on devait se placer pour avoir une gélatine parfaitement stérile sur laquelle on puisse compter pour les
usages thérapeutiques. Nous avons vu combien il était il-
lusoire de se fier au procédé du CODEX FRANÇAIS, auquel
pourtant tout pharmacien doit se soumettre.

Pour nos expériences, nous prenons des ballons contenant respectivement 10, 20, 50, 100 cc. de sérum gélatiné, contenant 2 0/0 de gélatine et 0,70 0/0 de NaCl. Trois ballons de chaque série sont ensemencés largement avec une culture de tétanos bien portante, âgée de 4 à 6 jours. On porte ces récipients à des températures variables, indiquées par les chiffres suivants :

Ballon A : 10 cc. sérum gélatiné tétanisé ; stérilisation 110 degrés ; 1/4 d'heure.

Ballon B : 10 cc. sérum gélatiné tétanisé ; stérilisation 110 degrés ; 1/2 heure.

Ballon C : 10 cc. sérum gélatiné tétanisé ; stérilisation 110 degrés ; 3/4 d'heure.

Ballon D : 20 cc. sérum gélatiné tétanisé ; stérilisation 120 degrés ; 5 minutes.

Ballon E : 20 cc. sérum gélatiné tétanisé ; stérilisation 120 degrés ; 10 minutes.

Ballon F : 20 cc. sérum gélatiné tétanisé ; stérilisation 120 degrés ; 15 minutes.

Ballon G : 50 cc. sérum gélatiné tétanisé ; stérilisation 130 degrés ; 10 minutes.

Ballon H : 50 cc. sérum gélatiné tétanisé ; stérilisation 130 degrés ; 15 minutes.

Ballon I : 50 cc. sérum gélatiné tétanisé ; stérilisation 130 degrés ; 30 minutes.

Ballon J : 100 cc. sérum gélatiné tétanisé ; stérilisation 134 degrés ; 15 à 20 minutes.

Nous avons répété plusieurs fois ces expériences, et nous pouvons dire, d'après nos résultats, qu'une température de 130 degrés pendant 1/2 heure suffit toujours pour tuer le bacille de Nicolaïer et ses spores. Une température de 134 degrés, maintenue pendant 20 minutes environ, donne toute garantie sur l'absence de **germes** vivants.

Dans les autres cas, où la chaleur était de 110 degrés ou de 120 degrés, nous avons vu parfois, par des cultures ou des inoculations, ces sérums rester virulents et donner lieu au développement de quelques colonies anaérobies.

Il semble donc important, lorsqu'on a à livrer un sérum gélatiné, de lui faire subir un chauffage de 134 degrés d'une durée de 15 à 20 minutes, si l'on veut avoir un produit absolument inoffensif. Cette température n'altère que très peu les solutions de gélatine, et malgré qu'elles perdent la propriété qu'elles avaient de se prendre en gelée, elles gardent cependant leurs propriétés hémostatiques, elles continuent à exercer vis-à-vis du sang l'action coagulante qu'on est en droit d'exiger d'elles.

En résumé, nous pouvons dire qu'il est nécessaire de stériliser avec soin les sérums gélatinés ; que la température, pour avoir une action efficace sur les spores tétaniques ou sur les spores du vibrion septique, doit être poussée au moins à 130° pendant 30 minutes, les conditions de vitalité de ces deux espèces microbiennes étant bien différentes suivant qu'on s'adresse à une culture en bouillon ordinaire ou à un sérum gélatiné. La Méthode de Falcioni donne d'excellents résultats, celle inscrite au Codex suisse et celle de Krause étant parfois infidèles, les autres étant insuffisantes. Nous conseillons la stérilisation dans la vapeur d'eau sous pression 30 minutes à 130°, ou 1/4 d'heure à 134°, pour un sérum à 2 0/0.

CONCLUSIONS

De notre étude nous pouvons tirer les conclusions suivantes :

I. — Le tétanos n'est pas aussi fréquent qu'on a bien voulu le dire dans les gélatines commerciales. Nos expériences, qui ont porté sur quinze échantillons de gélatine, ne nous ont pas permis de le caractériser une seule fois.

II. — La gélatine peut renfermer des germes pathogènes qui doivent faire surveiller son emploi. Parmi eux se trouve le vibrion septique.

III. — Grâce aux procédés utilisés actuellement pour la fabrication des colles et gélatines, il est permis de penser que le tétanos, qui pourrait se trouver dans les débris animaux utilisés pour cette fabrication, est détruit par un passage à l'autoclave à 135 degrés, comme cela a lieu dans l'industrie. Il serait plus logique d'admettre que la contamination de la gélatine se fait au moment du séchage, alors qu'elle est exposée à l'action d'un violent courant d'air, souvent chargé de particules terreuses.

IV. — La plupart des procédés préconisés pour la stérilisation des sérums gélatinés sont insuffisants. Il est nécessaire de s'adresser à la chaleur humide sous pression. On pourra considérer comme inoffensif un sérum qui aura été porté à 130 degrés pendant 1/2 heure ou à 134 degrés pendant 1/4 d'heure au moins.

V. — Il serait à souhaiter que l'on ait une formule unique de sérum gélatiné, car on ne peut donner de règles fixes de stérilisation, avec des sérums de concentration différente. Nous proposons le sérum à 2 0/0 de gélatine, auquel s'appliquent les températures de 130° et 134°.

VI. — Quoique ne contenant pas le tétanos, la gélatine peut être une cause d'apparition de phénomènes tétaniques chez les individus porteurs de spores à l'état de vie latente.

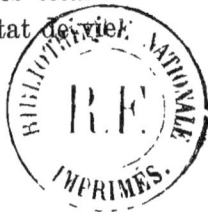

INDEX BIBLIOGRAPHIQUE

1 ANDERSON. — Presence of tetanus in commercial gelatin. — Hygienic laboratory; Washington. Bulletin 9, 1902.

2 BONOME. — Sur l'étiologie du tétanos. Congrès de
  l'Ass. méd. Italienne, 1887.

3 BOSSANO et STEULLET. — Résistance des germes tétaniques à l'action de certains antiseptiques. C. R.
  Société de biologie, 1889, 9 s., i 414.

4 BIVONA. — Un caso di tetano per iniezione di gelatine.
  Suppl. al Polichlin. Roma, 1902, VIII, 1623.

5 BONITZ. — Tetanus nach gelatineinjection. Terap. Mo-
  nath. Juin 1902, XVI, 283.

6 BRACHET. — Accidents tétaniques consécutifs à une injection de sérum gélatiné. Bulletin Officiel des
  Sociétés méd. d'arr. de Paris et de la Seine, mai
  1902, 299.

7 BOINET. — Les maladies de l'aorte. XXIV, 1907.

8 CROSSOUARD. — Etude à l'appui de l'origine infectieu-
  se du tétanos et en particulier de son origine
  équine. Bordeaux, 1887.

9 CHANTEMESSE et WIDAL. — Recherches sur l'étiologie
  du tétanos. Bulletin médical, Paris, 1889, iii
  1147.

10 CARNOT. — Sur les propriétés hémostatiques de la gélatine. C. R. Société de biologie, 1896, 10 s. iii
158.

11 — Hémostase par la gélatine. Presse médicale, 16
nov. 1898, 295.

12 COURMONT. — Le tétanos. J.-B. Baillière et fils, 1899.

13 CARNOT. — La médication hémostatique. Œuvre médi-
co-chirurgicale. Paris, 1903.

14 LE DANTEC. — Annales de l'Institut Pasteur, 1892, p.
851.

15 DASTRE et FLORESCO. — Action coagulante des injections de gélatine sur le sang. Archives de phy-
siologie normale et de pathologie. Paris, 1896,
5 v., viii 402.

— Comptes-rendus de la Soc. de Biologie, 1896,
10 s., iii 358.

16 DEBRAND. — Sur un nouveau procédé de culture du tétanos. Annales Inst. Pasteur, XIV, 1900, p. 757,
et XVI, 1902, 427.

17 DAMIANOS et HERMANN. — Tetanus nach gelatineinjection. Wiener Klinische Wochenschrift, 1902, numéro 9.

18 DIEULAFOY. — Un cas de tétanos consécutif à une injection de sérum gélatiné. Presse médicale, 13 mai
1903, 365.

19 DOERFLER. — Tétanos à la suite d'injection de sérum
gélatiné. Presse médicale, 1903, 367.

20 EIGENBRODT. — Tetanus nach subkutaner gelatineinjection. Vereins Beilage der Deutsch med. Wochens, 1902, 283.

21 KNUD-FABER. — Die Pathogenèse des Tetanus. Berl.
Klinis. Wochensch., 1890, numéro 31, 717.

22 FABRE. — Accidents tétaniques consécutifs à une injection de gélatine. Bull. Officiel des sociétés
méd. d'arr. de Paris et de la Seine. Juillet 1902.

23 FALCIONI. — Intorno alla sterilizzazione della gelatina
per uso hypodermico. Contributo alla steril. delle
spore del tetanos. Ann. d'ig. sper. Roma, 1904,
n. s., XIV, 319.

24 GAILHARD. — Origine équine du tétanos. Union méd.,
Paris, 1888, 3 s., xlvi 114.

25 GÉRULANOS. — Zum Vorkommen des Tetanus nach sub-
cutaner gelatineinjection. Ein Fall von Tetanus nach gelatineinjection. Deutsch. Ztschr. f.
Chirurgie, Leipzig, 1901, LXI, 427.

26 GÉORGI. — Ein Fall von Tetanus nach gelatineinjection. Deutsch. Zeitsch. f. chirurgie. Leipzig,
1901, 427.

27 GRADENVITZ. — Tetanus nach gelatineinjection. Centralblatt. Gynäkol. Leipzig, 26, 1902, 966.

28 HOCHHALT et DE HERCZEL. — Tétanos à la suite d'injections de sérum gélatiné. Semaine médicale,
1902, p. 96.

29 HABICHT. — Une nouvelle méthode pour l'isolement du
bacille du tétanos. Przegl. lek. Krakow, 48, 1903,
529.

30 HEDDAEUS. — Tetanus nach Gelatineinjection nebst Be-
merkungenüber die Annendung der Gelatine
bei Blutungen. Münschen med. Wochens., 1908,
IV, 231.

31 KÜHN. — Tetanus nach subkutaner Gelatineinjection.
Berliner Klinisch. Wochensch., 21 juillet 1902,
p. 673.

32 KRUG. — Tetanus nach subkutaner Gelatineinjection.
Terap. Monat. Berlin., juin XVI, 282.

33 Kühn. — Gelatina sterilisata. Térap. Monat., 21, 1907, 184.

34 Kata. — Ueber eine einfache methode zur aërobischen Kultiverung des anaëroben, mit besonderer Berücksichtigung ihrer Toxinproduktion. Centralblatt. f. Bactèriologie, t. XLVI, 1908, 539.

35 Lardier. — De l'étiologie du tétanos et de son origine équine ou tellurique. Bull. med. Vosges , Rambervilliers, 1888, 9 iii, numéro 11, 61.

36 Lampiasi. — Sulla etiologia del tetano. Congresso della soc. ital. di Chirurg., 26 mars 1888.

37 Lancereaux et Paulesco. — La gélatine comme hémostatique. Comm. Acad. de Médecine, 11 oct. 1898.

38 Lorenz. — Zum Vorkommniss des Tetanus nach subkutaner Gelatineinjection. Deutsche Ztschr. f. Chirurgie. Leipzig, 1901, LXI, 584.

39 Lévy et Bruns. — Rásistenzfähigkeit des Tetanus sporen. Sterilisation der Gelatine. Mitt. Grenzgeb. Med. chir., Iéna, 10, 1902, 235.

40 — Ueber den Gehalt der Käufflichen gelatine an Tetanuskeimen. Deutsche med. Wochenschr., Févr. 1902, 130.

41 Lévy et Hugo. — Sur l'existence des germes du tétanos dans la gélatine du commerce. Apoteck Zeit., 1902, p. 137.

42 Lop et Murat. — Tétanos à la suite d'injections de sérum gélatiné. Académie de médecine, 27 janv. 1903.

43 Maljean et Peugniez. — Etude expérimentale et bactériologique sur l'origine et le mode de transmission du tétanos. Gaz. méd. Picardie, Amiens, 1889, vii 328.

44 Morax et Marie. — Action de la chaleur sèche sur les spores et la toxine tétanique. Annales Institut Pasteur, XVI, 1902, p. 418.

45 Méreau. — Tétanos et injection de sérum gélatiné. Poitou médical. Poitiers, 1902, XVII, 100.

46 Marino. — Sur un nouveau procédé de culture des anaérobies. Annales Inst. Pasteur, décembre 1907.

47 Nocard. — Revue de médecine vétérinaire, 1887.

48 Pizzini. — Il Bacillo tetano nelli feci del uomo. Revista d'igiene, IV, 1898.

49 Reboud et Dubrulle. — Note sur deux cas de tétanos succédant à des injections de sérum gélatiné. Comm. Acad. Médecine, 24 mars 1903.

50 Sanchez Toledo et Veillon. — De la présence du bacille du tétanos dans les excréments du cheval et du bœuf à l'état sain. C. R. Société de Biologie, Paris, 1890. 9. s. ii 520.

51 Sanfelice. — Untersuchungen üeber anaérobe microorganismen. Zeitsch. f. Hygiène und Infektionskrankheiten, 1893, Bd. XIV, 360.

52 Schmiedicke. — Weiteres über Tetanuskeime in der Kaüfflichen Gelatine. Deutsch. med. Wochens. Mars 1902, 191.

53 Turco. — Alcune richerche sperimentali sulla diffusione del virus tetanico e sulla sua resistanza agli agenti esterni. Riforma. med. Napoli, 1891, vii, pt, 4, 123.

54 Tarozzi. — Sur le tétanos latent. Siena atti acc. fisiocritici, 17, 1905, 259.

55 Tuck. — The occurence of tetanus spores in gelatin and ist bearings on clinical. medicine. J. Path. and Bacter. Edimbourg et London, 1903. Lix. 38.

56 VERNEUIL. — Du parasitisme microbique latent. Bulletin de l'Académie de médecine,. 1886.

57 VERNEUIL. — Le cheval tétanifère. Gazette hebdomad. médic. de Paris, 1889, 2 s, xxvi, 192.

58 VERNEUIL. — Nouveaux faits confirmant l'origine équine du tétanos. Ibidem, 107.

59 VAILLARD et VINCENT. — Annales de l'Institut Pasteur. Contribution à l'étude du tétanos. V, 1891, fasc. 1.

60 VAILLARD et ROUGET. — Note au sujet de l'étiologie du tétanos. Ann. Institut Pasteur , VII, 1893, p. 755.

61 VINCENT. — Le phénomène d'appel dans l'étiologie du tétanos. Contribution à l'étude du microbisme latent. J. Physiol. et Path. Générale, n° 4, juillet 1908, p. 664.

62 VAILLARD. — Article tétanos du traité de médecine de Brouardel. T. II, p. 678.

63 WACHS. — Tetanus nach Gelatineinjection. Terapeut. vest. St-Petersbourg, 1903.

64 ZUPNIK. — Tétanos consécutif à l'emploi de gélatine. Gazette des Hôp. civils et militaires, 1902, 126.

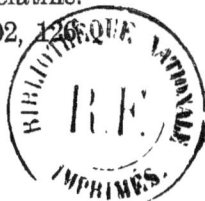

www.ingramcontent.com/pod-product-compliance
Lightning Source LLC
Chambersburg PA
CBHW050611210326
41521CB00008B/1211